根据北京市妇幼保健院最新《北京市托幼机构卫生保健工作常规》（2016年版）编写

北京市教育学会发展与促进研究会"十二五"课题研究成果

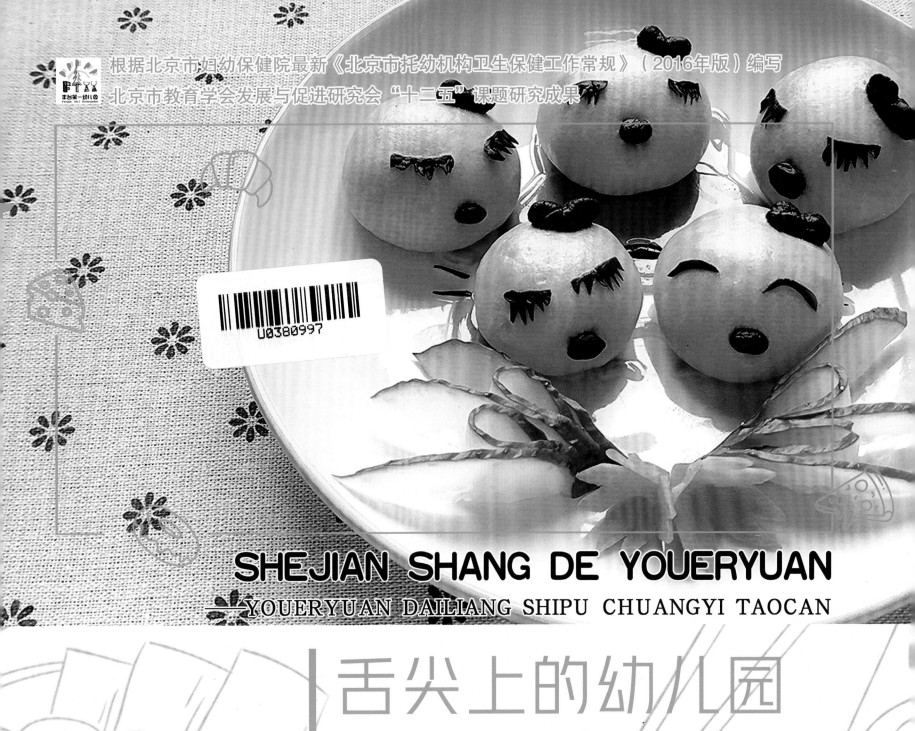

SHEJIAN SHANG DE YOUERYUAN

YOUERYUAN DAILIANG SHIPU CHUANGYI TAOCAN

舌尖上的幼儿园

——幼儿园带量食谱创意套餐

中国农业出版社

·北京·

毛晓洁 主编

编　委　会

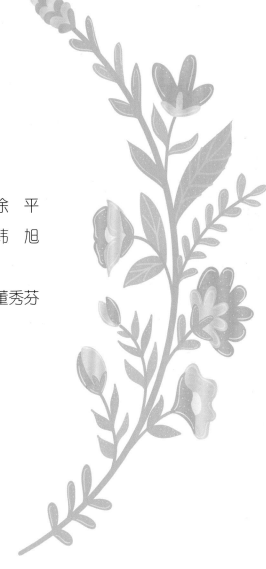

主　　编：毛晓洁

副 主 编：朱继文　杨　春

编　　委：霍新萌　刘桂珍　易明延　齐素英　徐　平

　　　　　崔　海　刘建国　羡来友　曹　凯　韩　旭

　　　　　王　巍　刘玉维　张晓燕

制作人员：徐国梁　杨海霞　何朝萍　赵晓红　董秀芬

　　　　　赵建雨　殷　琪　郭素芳　王得莲

摄　　影：陈玉欣

前　言

　　幼儿膳食营养管理必须始终贯彻《幼儿园教育指导纲要（试行）》中的健康理念，结合北京市妇幼保健院颁布的《北京市托幼机构卫生保健工作常规》（2016年版）的要求，坚持为幼儿提供科学合理、营养均衡的膳食，不断探索膳食管理工作的新模式、新思路、新方法，努力做好幼儿的食育教育及膳食营养工作，把有效促进幼儿健康成长作为工作标准。北京市丰台第一幼儿园教育集团下属各分园通过长期地潜心研究、精益求精，将营养、精致、艺术、美味、童趣的健康膳食研究成果集结成册，为广大一线幼儿园保健医和厨师提供科学有效的参考。

　　吃是幼儿健康成长的保障。科学地吃，吃出健康；均衡地吃，吃出营养；美味地吃，吃出幸福。这也是幼儿园不断追求的膳食管理目标。吃，不仅可以满足食欲，而且蕴含着一定的教育意义。食育教育的内涵就是让幼儿爱上食物，快乐进餐；珍惜食物，文明进餐；尊重劳动，懂得感恩。让幼儿在享受美食的同时，了解中华传统的风味小吃，知道食物的丰富性和多样性，感受中华饮食文化，留住童年最美好的记忆，记住幼儿园美食最难忘的味道。

　　全书分为营养早餐、美味午餐、健康加餐三部分。

　　营养早餐以主食为主，注重粗、细粮的合理搭配，配以精美的小菜或汤羹，让营养看得见、品得到。

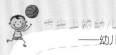

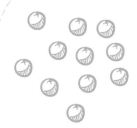

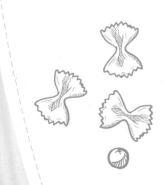

　　美味午餐分为四季食谱、清真食谱和异域食谱。四季食谱呈现出春的色彩、夏的清爽、秋的润泽、冬的厚重；清真食谱呈现出其独特的制作工艺；异域食谱让幼儿不出国门，就能享受到异国的特色美食。主食富有童趣，菜品搭配巧妙，清真特色浓郁，异国风味鲜明。各种套餐具有造型美观、色彩亮丽、味道鲜美、口感好的特点。

　　健康加餐包括四季保健饮品和自制花样豆浆，配以精心制作的美味小点、新鲜水果等，让幼儿在一日生活中快乐汲取营养、健康补充能量。

　　本书通过大量的实拍图片（部分图片与制作步骤不符，是为了使菜品看上去更美观，实际操作以制作步骤文字为准）、精准带量、制作步骤和厨师总结的小窍门等内容，全面呈现了符合幼儿生理特点和生长发育规律的带量食谱，将幼儿园营养膳食管理和花样食谱制作有机地融合在一起，科学管理，营养保健，为幼儿快乐成长提供了健康的保障。

朱继文工作室

2019年5月

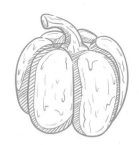

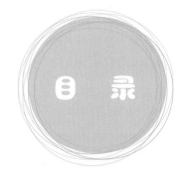

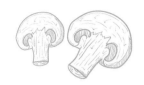

目　录

前言

第一章　营养早餐

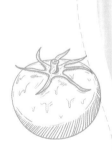

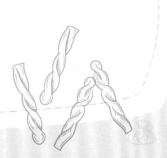

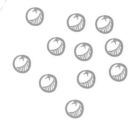

第二章　美味午餐

第一节　春季食谱篇

第二节　夏季食谱篇

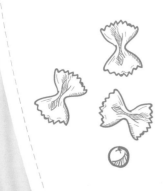

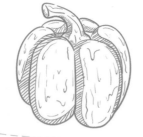

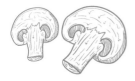
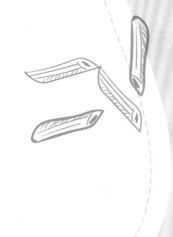
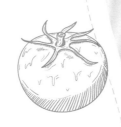
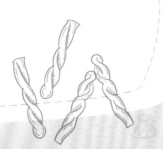

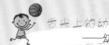

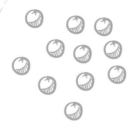

第六节 异域食谱篇

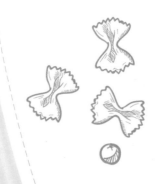

第三章 健康加餐

第一节 花样豆浆类加餐

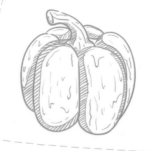

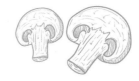
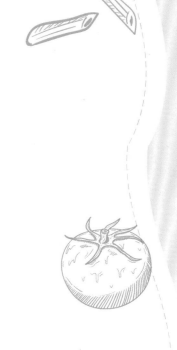

第二节　其他四季保健饮品类加餐

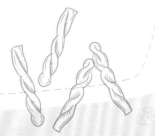

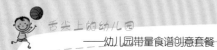

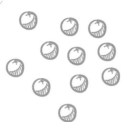

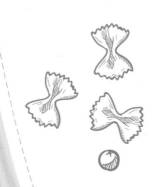

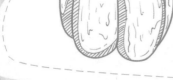

第一章　营养早餐

俗话说得好："早餐要吃好，午餐要吃饱，晚餐要吃少。"幼儿的早餐直接影响着幼儿的健康。早餐提供给人体的热量占全天总摄入热量的 30%，因此，在配制早餐时更应注重各种营养的搭配，以主食为主，搭配一定量的优质蛋白，如鸡蛋、奶酪和豆制品等，再搭配少量的蔬菜和水果，使摄入的营养更加全面、均衡、丰富，以达到促进幼儿身体正常发育并保持健康状态的目的。

早餐模式：花样面点 + 牛奶或粥或汤类 + 肉蛋类 + 果蔬类。

套餐1：小肉龙＋五香烤麸＋牛奶

一、小肉龙

食材：面粉30克、牛肉馅10克、葱5克，鸡蛋、黄酒、酱油、酵母适量。

制作步骤：

1. 面粉加酵母、水，揉成光滑面团，醒发1小时；鸡蛋打散，备用。
2. 牛肉馅加蛋液、黄酒、酱油，搅打上劲儿；葱切末，和肉馅拌匀。
3. 面团擀成大片，抹上牛肉馅，卷起。上屉汽蒸30分钟，取出，晾凉，斜切成段。

二、五香烤麸

食材：烤麸20克、干木耳5克、花生米3克，冰糖、八角、桂皮、香叶、料酒、盐适量。

制作步骤：

1. 烤麸切成1厘米见方的小块；干木耳、花生米泡发，将木耳撕成小片。
2. 取一个炒锅，加入食材中的各种调料后，先下木耳片煸炒，再下入烤麸块、花生米，继续翻炒几下。
3. 待片入味、烤麸变软时，大火收汁。

三、牛奶

食材：牛奶200毫升。

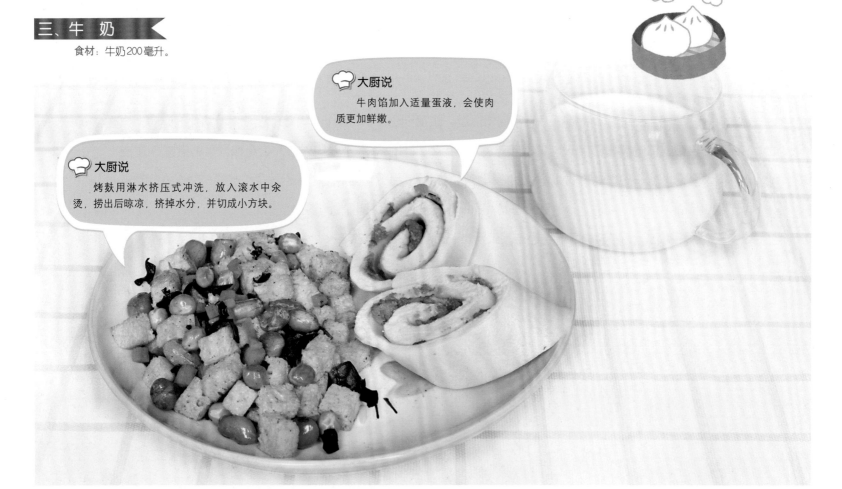

👨‍🍳 大厨说

　　牛肉馅加入适量蛋液，会使肉质更加鲜嫩。

👨‍🍳 大厨说

　　烤麸用淋水挤压式冲洗，放入滚水中余烫，捞出后晾凉，挤掉水分，并切成小方块。

套餐2：熊猫豆沙包＋香肠炒鸡蛋＋双色菜粥

一、熊猫豆沙包

食材： 面粉35克、豆沙馅10克、可可粉5克、酵母适量。

制作步骤：

1. 多取一些面粉加水、酵母，和成白色面团；剩下的面粉加可可粉、酵母，和成棕色面团。两色面团分别醒发30分钟。
2. 用压面机将白色面团压好，取出，搓成长条，用刀切成30～40克小剂子。
3. 取一个小剂子压平，擀成圆片，放入豆沙馅，包成小圆球形状，用手搓圆、轻轻压扁。
4. 取一小块棕色面团，做熊猫的五官，整理好熊猫头的造型，上屉汽蒸30分钟即可。

三、双色菜粥

食材： 大米15克、干香菇5克、胡萝卜5克。

制作步骤：

1. 干香菇提前泡发，洗净，切小丁；胡萝卜洗净，去皮，切小丁。
2. 锅中加水，倒入大米、香菇丁、胡萝卜丁，煮40分钟，至粥黏稠即可。

二、香肠炒鸡蛋

食材： 鸡蛋35克、香肠5克、葱5克，油、盐适量。

制作步骤：

1. 鸡蛋打散，用油炒好，盛出，备用；香肠切片；葱洗净，切成葱花，备用。
2. 锅入底油，爆香葱花，加入香肠片，炒熟，加入炒好的鸡蛋，加盐调味，翻炒均匀即可。

> **大厨说**
>
> 制作豆沙馅的方法：红豆洗净，用热水浸泡半天。待红豆泡发，入蒸锅加高于红豆5厘米的水，用蒸锅蒸，以免煳锅，蒸到红豆能用勺子碾碎即可。

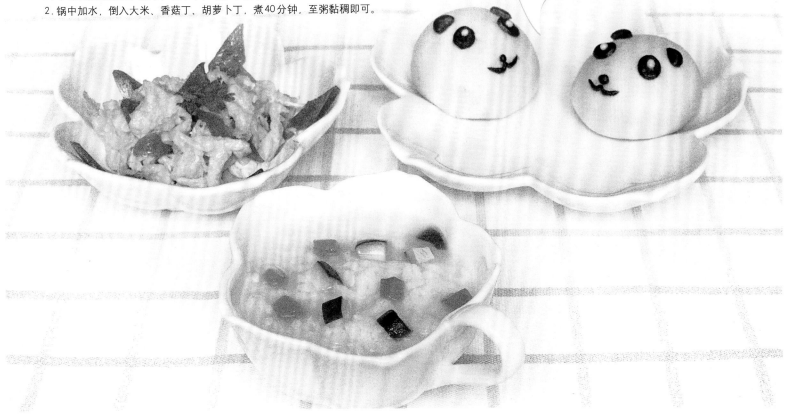

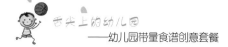

 套餐3：南瓜草帽＋五香酱猪肝＋牛奶

一、南瓜草帽

食材：面粉30克、南瓜10克、酵母水适量。

制作步骤：

1. 南瓜去皮，蒸熟，碾成泥状，加入面粉和酵母水，和成软硬适中的面团，醒发至两倍大。
2. 取面团，分别擀成圆形薄片、搓成细长条、揉成圆形面团，组合成帽子形状。
3. 凉水下锅，将帽子形状的面坯放入蒸锅中，先小火烧，烧开后转中火，蒸20分钟关火，再焖2分钟即可。

二、五香酱猪肝

食材：猪肝20克，花椒、八角、料酒、老抽、生抽、盐适量。

制作步骤：

1. 猪肝浸泡2小时，浸泡期间要多次换水。锅里加水，烧开，快速焯一下猪肝。
2. 把焯好的猪肝放入以上调料中，加水，卤2小时。取出，晾凉，切片。

三、牛 奶

食材：牛奶200毫升。

大厨说

发好的面团要反复揉一揉，除去面团里的空气。圆皮不要擀得太薄，也不要太大，使其更像小草帽。

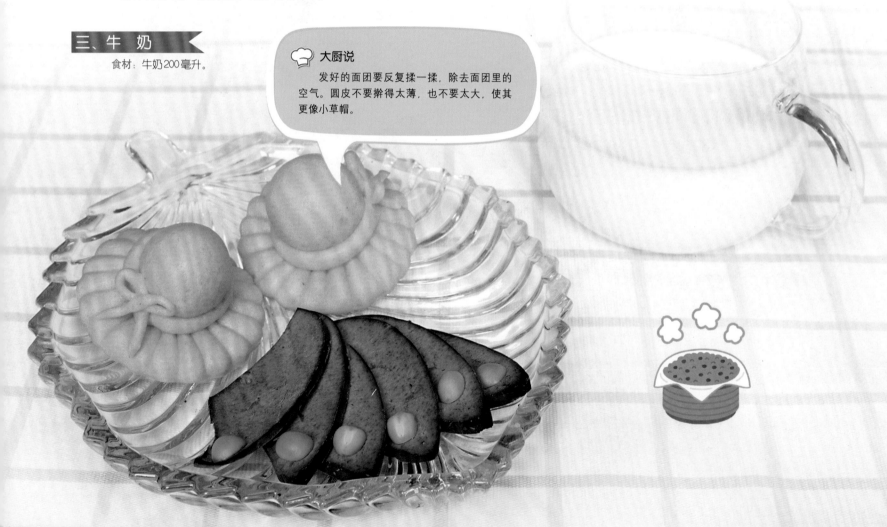

套餐4：家常鸡汤面＋酱牛肉＋美味发糕

一、家常鸡汤面

食材：西红柿20克、挂面15克、鸡胸肉10克、鸡蛋10克，油、葱花、盐适量。

制作步骤：

1. 鸡胸肉洗净，切成丝；西红柿洗净，切成块；鸡蛋打散。
2. 锅入底油，爆香葱花，倒入鸡肉丝，翻炒，放入西红柿块，继续翻炒出红油。加水，烧开后，放入挂面，煮熟，打入蛋液，制成蛋花，加盐调味即可。

二、酱牛肉

食材：牛腱子肉20克，葱段、姜片、八角、桂皮、花椒、陈皮、生抽、冰糖适量。

制作步骤：

1. 将牛腱子肉切成巴掌大的块状，入凉水，烧开，捞出，晾凉。
2. 另起汤锅，把水烧开，将以上各种调料放入汤锅，煮5分钟，再把牛肉块放入锅里，大火烧开后，转小火炖40分钟，关火，腌制2小时即可。

三、美味发糕

食材：面粉30克、玉米面10克、葡萄干5克、酵母适量。

制作步骤：

1. 将面粉、玉米面在盆中混合均匀；酵母溶化于温水中，将酵母水倒入混合好的面粉中，揉成均匀的面团，醒发至两倍大。
2. 葡萄干洗净，泡一泡，嵌入发好的面团表面，将面坯上蒸锅，蒸30分钟。取出，晾凉，切成菱形块。

> 🍳 **大厨说**
>
> 煲鸡汤时，一定要将鸡肉冷水下锅，这样鸡肉与水一起慢慢加热，可以充分释放鸡肉的营养与香味。

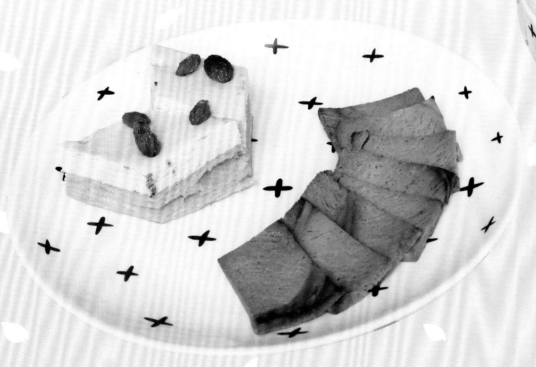

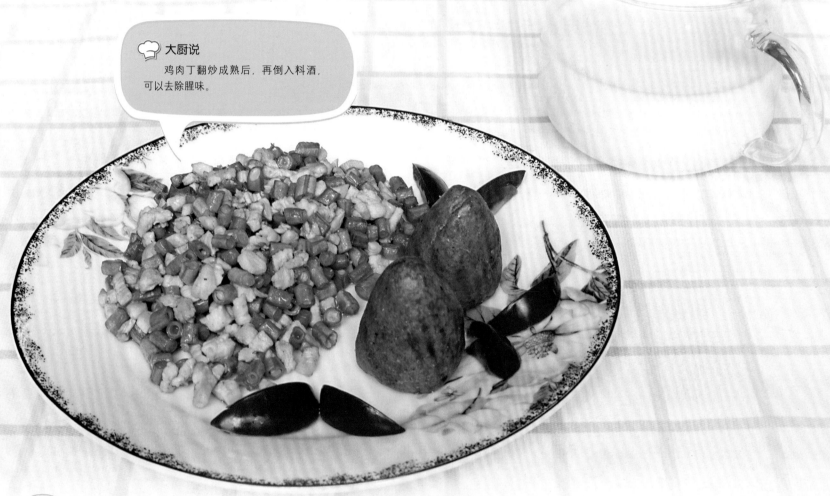

大厨说

鸡肉丁翻炒成熟后，再倒入料酒，可以去除腥味。

 ## 套餐5：牛奶＋宫廷小窝头＋鸡蓉豇豆

一、牛 奶

食材：牛奶200毫升。

三、鸡蓉豇豆

食材：豇豆25克、鸡胸肉10克，油、白糖、料酒、盐适量。
制作步骤：
1. 豇豆洗净，切成小粒；鸡胸肉洗净，切成小丁。
2. 锅中倒油，放入鸡肉丁煸炒，变色后，放入白糖、料酒、再放入
切好的豇豆粒，翻炒均匀，加盐调味即可。

二、宫廷小窝头

食材：玉米面30克、红豆10克。
制作步骤：
1. 红豆蒸熟，压制成豆沙馅，备用。
2. 豆沙馅和玉米面一起和面，揉成均匀的面团，醒发20分钟。
3. 将揉好的面团取一小块，团成圆球，做成小窝头形状，上蒸锅，
蒸30分钟即可。

套餐6：葡萄干红薯粥+豆沙车轮饼+西葫芦炒鸡蛋

一、葡萄干红薯粥

食材： 大米15克、红薯10克、葡萄干5克。

制作步骤：

1. 大米洗净；葡萄干洗净，用凉水泡一泡；红薯洗净，去皮，切成小丁。
2. 锅里的水烧开，放入大米、红薯丁，煮至大米软烂，再放入葡萄干，熬40分钟即可。

二、豆沙车轮饼

食材： 面粉30克、豆沙馅10克，胡萝卜、酵母适量。

制作步骤：

1. 胡萝卜去皮，切成花朵形状的薄片；面粉加入酵母和水，揉成光滑的面团，醒发至两倍大。揪成若干个小剂子，将小剂子擀成圆片，包入豆沙馅，捏成包子状。
2. 用手把其压扁，再用刀围绕中心均匀地划上几道，划的形状像车轮。车轮中间放一小片切好的胡萝卜片，点缀一下。将面坯放入蒸屉，上锅蒸30分钟即可。

三、西葫芦炒鸡蛋

食材： 鸡蛋30克、西葫芦20克，油、葱花、盐适量。

制作步骤：

1. 西葫芦洗净，去皮，切片；鸡蛋打散，制成蛋液，炒熟，备用。
2. 锅内热油，放入葱花爆香，西葫芦片下锅，翻炒。炒熟后，加入炒好的鸡蛋和盐，翻炒均匀即可。

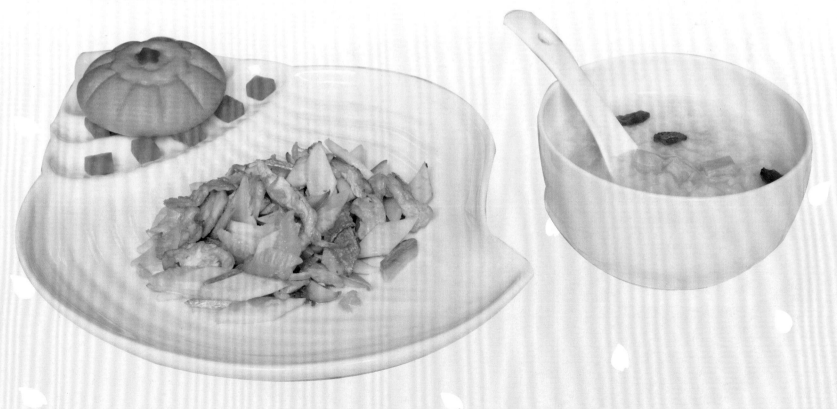

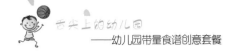

套餐7：牛奶+木耳炒西蓝花+蔓越莓千层卷

一、牛 奶

食材：牛奶200毫升。

三、蔓越莓千层卷

食材：面粉30克、玉米面20克、蔓越莓5克、白糖2克，鸡蛋、酵母适量。
制作步骤：
1. 蔓越莓洗净，切成粒；鸡蛋打散，备用。
2. 将面粉与酵母混合，加入清水和蛋液，制成发面团，揉成长条状。
3. 将玉米面加入白糖和适量的清水，调成糊状，均匀地涂抹在长条面上，撒上蔓越莓粒，由一端卷起，在卷好的面卷上切出花刀，分成段。
4. 将面坯醒发10分钟，上锅蒸30分钟即可。

二、木耳炒西蓝花

食材：西蓝花35克、干木耳5克、胡萝卜5克，葱花、油、盐适量。
制作步骤：
1. 干木耳提前冷水泡发，和西蓝花一同撕成小朵，焯水；胡萝卜去皮，切片。
2. 锅内热油，放入葱花爆香，将木耳片、西蓝花小朵、胡萝卜片一起下锅，加入盐，翻炒均匀，炒熟即可。

> **大厨说**
> 在卷好的面卷上切花刀时，一定要用力均匀，不能切得太深。

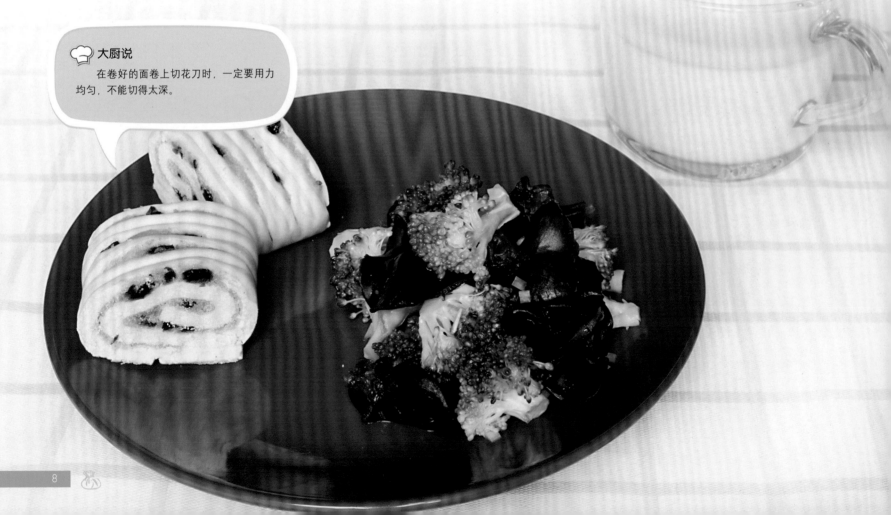

套餐8：肉末菠菜粥＋小佛手包＋五香毛豆

一、肉末菠菜粥

食材：大米15克、菠菜10克、后臀尖5克，油、料酒、生抽
适量。

制作步骤：

1. 把后臀尖切成肉末，放入料酒、生抽腌一下，然后过油，煸炒出香味；菠菜洗净，焯水，切成末。
2. 烧开一锅水，将洗净的大米下锅，放入煸炒好的肉末和菠菜末，熬煮40分钟即可。

二、小佛手包

食材：面粉35克、豆沙馅5克、酵母适量。

制作步骤：

1. 面粉、酵母加水，和成面团，醒发后揪成小剂子。将小剂子擀成圆形片，中间放入豆沙馅，包成小包子状，一头压扁，用刀切几下，做成佛手形状。
2. 将做好的面坯放入蒸屉，上锅蒸30分钟即可。

三、五香毛豆

食材：毛豆30克，花椒、八角、盐适量。

制作步骤：

1. 将毛豆的两头剪掉，清洗干净。
2. 锅中放水，加入盐、花椒、八角、毛豆，煮30分钟后，出锅即可。

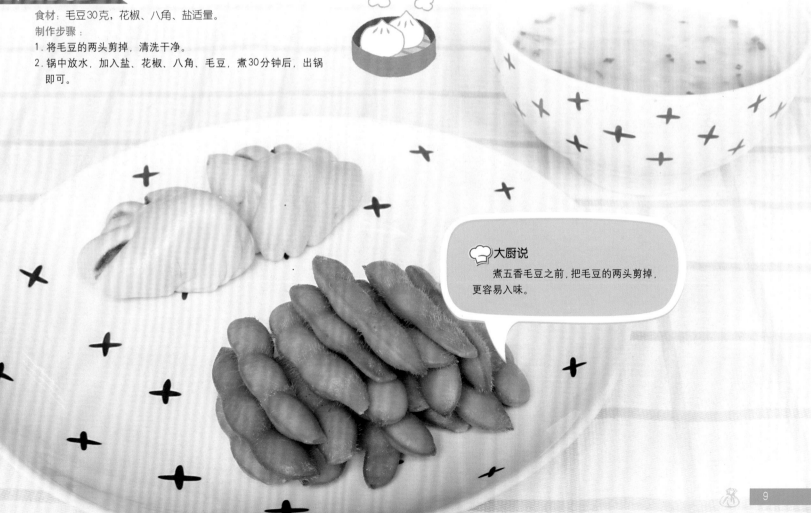

大厨说

煮五香毛豆之前，把毛豆的两头剪掉，更容易入味。

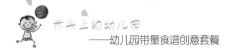

 套餐9：牛奶+三明治

一、牛　奶

食材：牛奶200毫升。

二、三明治

食材：面包片20克、鸡蛋10克、培根片5克、果酱3克，生菜叶、油适量。

制作步骤：

1. 生菜叶洗净；鸡蛋打散，制成蛋液；平底锅中放油，分别将培根片、蛋液煎至成熟。
2. 两片面包片沿对角线切开，呈三角形，中间夹入培根片、煎好的鸡蛋、生菜叶，抹一层果酱即可。

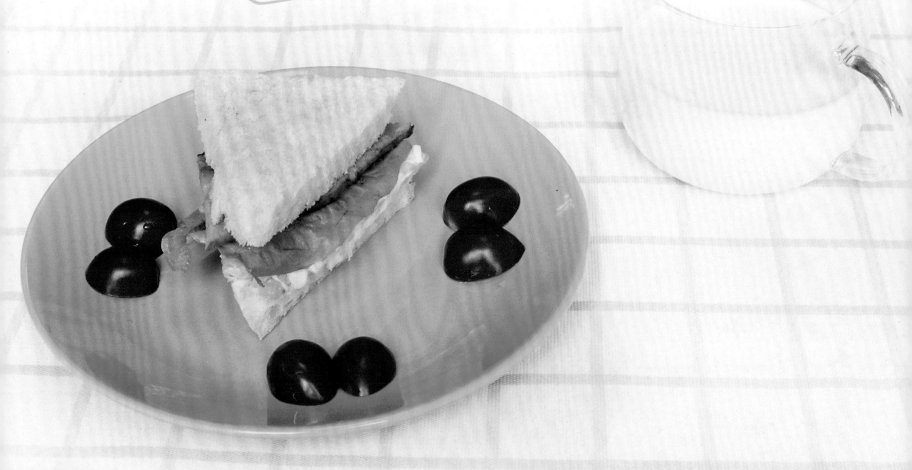

套餐10：胡萝卜猪肉烧麦 + 西湖牛肉羹 + 五香豆腐干

一、胡萝卜猪肉烧麦

食材：面粉30克、胡萝卜25克、猪肉末15克，盐、料酒、酱油、香油、酵母适量。

制作步骤：

1. 猪肉末加盐、料酒、酱油、香油，和成肉馅；胡萝卜洗净、去皮，擦成丝，放入肉馅中。
2. 面粉加酵母，用温水和成面团。把面团做成小剂子，擀成饺子皮，把肉馅放在饺子皮上，做成烧麦的形状。将烧麦面坯放入蒸屉，上锅蒸30分钟即可。

三、五香豆腐干

食材：五香豆腐干25克。

二、西湖牛肉羹

食材：鸡蛋15克、牛肉10克、香菜5克、干木耳3克，淀粉、盐适量。

制作步骤：

1. 牛肉切成末，入锅焯一下；干木耳用凉水泡发，切碎；鸡蛋打散，制成蛋液；香菜洗净，切碎。
2. 锅里放入适量的水，把水烧开后，放入木耳碎、牛肉末。开锅后，放入淀粉和盐，打入蛋液。出锅时，放入香菜碎。

> 🍳 **大厨说**
>
> 切成末的牛肉入锅焯一下，可以去除腥味。汤里加入淀粉，会更加黏稠，口感更好。

> 🍳 **大厨说**
>
> 肉馅加入料酒，可以去除腥味。

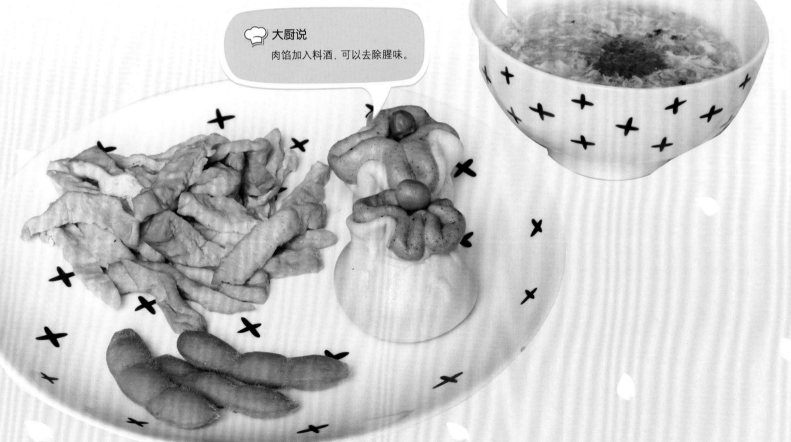

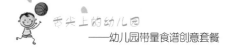

 ## 套餐11：牛奶+甜香玉米+可可粉刺猬包

一、牛 奶

食材：牛奶200毫升。

二、甜香玉米

食材：玉米粒20克、黄瓜15克、胡萝卜10克、虾仁10克，油、盐适量。

制作步骤：

1. 黄瓜、胡萝卜洗净，去皮，切成小丁；虾仁去虾线，洗净，切丁；将玉米粒、胡萝卜丁、虾仁丁焯一下。
2. 锅中放油，待油烧至6成热时，放入上述食材，翻炒均匀，加盐调味即可。

三、可可粉刺猬包

食材：面粉30克、豆沙馅10克、可可粉5克、酵母适量。

制作步骤：

1. 将面粉加入可可粉、酵母、水，和成面团，做成小剂子，擀成面皮。面皮放入豆沙馅，包成小包子状。用剪子将包子表面斜剪出小刺猬的刺。
2. 将做好的小刺猬面坯放入蒸屉，上锅蒸30分钟即可。

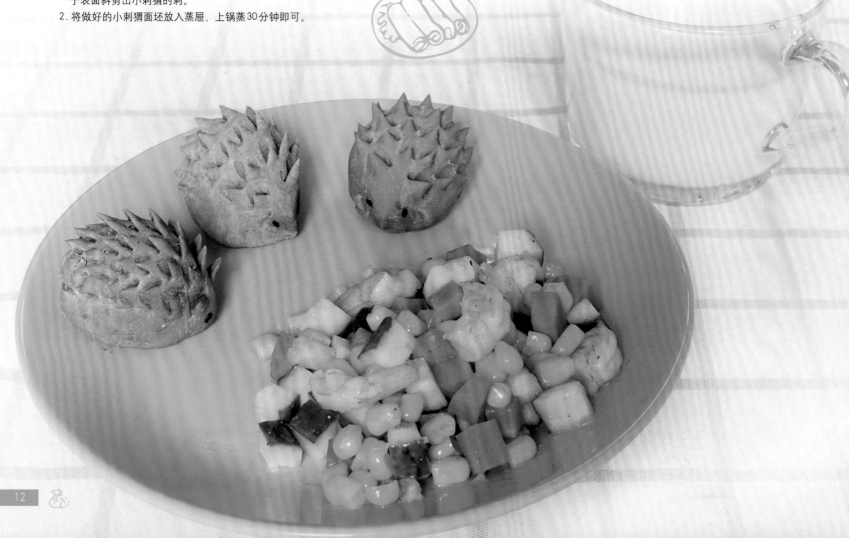

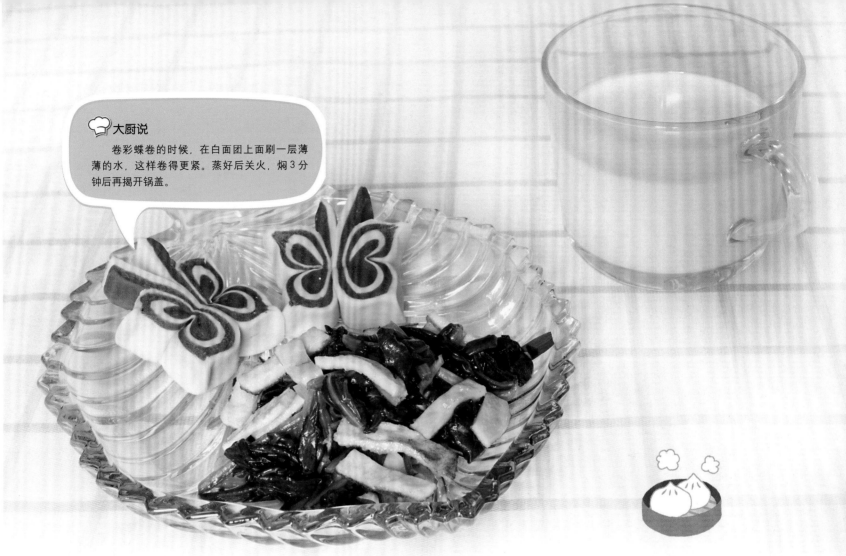

 套餐12：彩蝶卷+牛奶+菠菜炒鸡蛋

一、彩蝶卷

食材：面粉35克、可可粉5克，油、酵母适量。

制作步骤：

1. 将面粉和酵母分成两份，一份面粉、酵母加水，和成白色面团；另一份面粉、酵母加水、可可粉，和成棕色面团。将两种颜色的面团分别擀成长方形。

2. 在白色面皮上面刷一层薄薄的油，然后把棕色面皮放在上面，再由下往上卷起来，用刀切成均匀的两份。

3. 取两个小份面卷，侧面粘在一起，用筷子在中间靠下的位置夹一下，夹成蝴蝶状，整理成形。

4. 锅里放入温水，把面坯放在蒸屉上，醒发35分钟，然后用中火蒸30分钟即可。

二、牛 奶

食材：牛奶200毫升。

三、菠菜炒鸡蛋

食材：菠菜30克、鸡蛋20克，油、盐适量。

制作步骤：

1. 将菠菜洗净，切段；鸡蛋打散，用热油摊成鸡蛋皮，再用刀切成长条。

2. 锅内倒入少许油，放入菠菜段，炒至8成熟。放入鸡蛋皮长条段，加盐调味，翻炒均匀即可。

大厨说

卷彩蝶卷的时候，在白面团上面刷一层薄薄的水，这样卷得更紧。蒸好后关火，焖3分钟后再揭开锅盖。

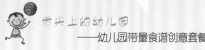

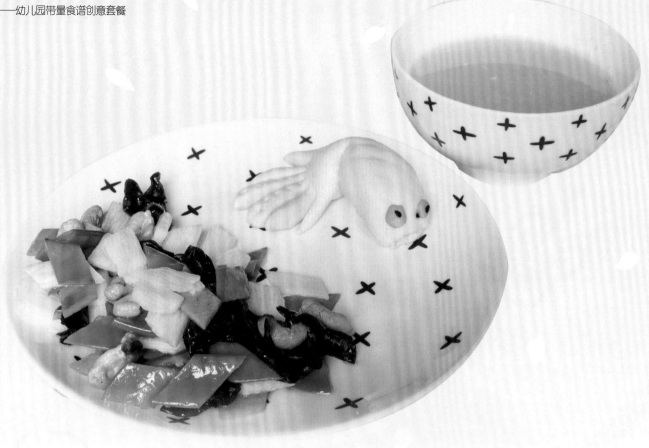

 ## 套餐13：玉米燕麦粥＋年年有余＋荷塘小炒

一、玉米燕麦粥

食材：玉米面25克、燕麦5克。

制作步骤：

将锅里的凉水烧开，把玉米面和燕麦倒入锅中，熬制40分钟即可。

三、荷塘小炒

食材：荷兰豆15克、莲藕10克、胡萝卜5克、干木耳5克、山药5克、腰果5克、油、盐适量。

制作步骤：

1. 荷兰豆去筋，洗净，去两头，切成3段；莲藕、山药、胡萝卜去皮，洗净，切成薄片；干木耳提前泡发，洗净，撕成小片。

2. 锅内放入水，烧开，依次放入步骤1中准备的食材，焯水，顺序为莲藕、木耳、荷兰豆、山药、胡萝卜。

3. 热锅倒油，烧至8成热时，倒入所有的食材，大火翻炒，加入适量的盐调味，翻炒均匀即可。

二、年年有余

食材：面粉35克，玉米粒、黑芝麻、酵母适量。

制作步骤：

1. 面粉加酵母，用温水和成面团，搓成长条，做成若干个小剂子。取一个剂子搓成圆柱形，用手把根部按扁，用刀划出鱼尾，将鱼尾扭向一侧，调整好形状。

2. 鱼头上面放2粒玉米粒，然后在玉米粒上各放1粒黑芝麻，做成眼睛。将做好的小鱼面坯放入蒸屉，上锅蒸30分钟即可。

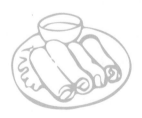

套餐14：枣莲三宝粥+向日葵+四喜黄豆粒

一、枣莲三宝粥

食材：大米20克、红枣15克、莲子5克。

制作步骤：

1. 锅中放入适量的清水，大火煮开。
2. 加入大米，煮10分钟后，放入红枣和莲子，煮熟即可。

三、四喜黄豆粒

食材：土豆15克、青椒10克、胡萝卜10克、黄豆5克，油、
　　　盐适量。

制作步骤：

1. 黄豆泡发，煮熟，备用；青椒洗净，切粒；胡萝卜、土
　　豆去皮，切粒。
2. 热锅倒油，烧至8成热时，倒入所有的食材，大火翻炒，
　　加入适量的盐调味，翻炒均匀即可。

二、向日葵

食材：面粉50克、红芯火龙果10克、豆沙馅10克、酵母适量。

制作步骤：

1. 红芯火龙果去皮，取适量的果肉、面粉和酵母，和成粉色面团。
2. 再取一部分面粉，加入酵母、水，和成白色面团，醒发至两倍大即可。
3. 取一个剂子压平，放入豆沙馅，包成小圆球形状，用手搓圆、按扁，做成圆饼状。
4. 粉色面团擀成片，用刀切成0.5厘米宽的小条，交叉码放在做好的圆饼上。
5. 白色面团擀成片，用刀切成3厘米长的小条，搓匀、对折，沾点水，贴在圆饼周围，做成花瓣。
6. 将做好的向日葵面坯放入蒸屉，上蒸锅醒发10分钟，大火上汽，蒸30分钟即可。

> 🍳 **大厨说**
> 用温水和面，面团发酵的效果会更好。

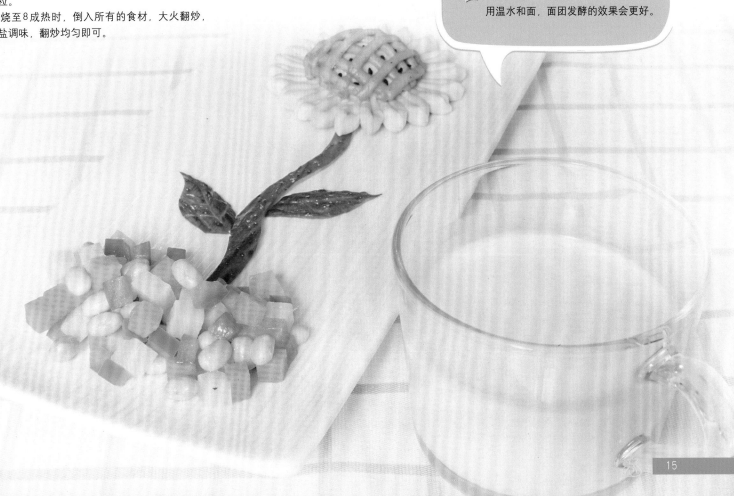

套餐15：贝壳饼＋牛奶＋肉丝炒海带

一、贝壳饼

食材：面粉30克、菠菜10克，葡萄干、酵母适量。

制作步骤：

1. 先将菠菜洗净，榨成汁，面粉倒入盆中，酵母用温水化开，倒入面粉盆中，一起和成面团。
2. 将面团分成若干个小剂子，把小剂子擀成圆形面片。
3. 将擀好的圆形面片对折后，放上葡萄干，再对折。用筷子在折好的面饼上压出花纹。将做好的贝壳饼面坯放入蒸屉，上锅蒸30分钟即可。

二、牛奶

食材：牛奶200毫升。

三、肉丝炒海带

食材：后臀尖10克、干海带5克、胡萝卜5克，油、姜丝、盐、料酒、淀粉适量。

制作步骤：

1. 干海带泡发，洗净，切成细丝；锅中水烧开，下入海带丝，焯一下；后臀尖切丝，加入淀粉、料酒，搅拌均匀；胡萝卜洗净，去皮，切丝。
2. 锅中放油，油烧热后，放入姜丝、肉丝，翻炒，倒入海带丝和胡萝卜丝，继续翻炒，再放入少许盐、料酒，调味，翻炒均匀即可。

> 🧑‍🍳 **大厨说**
>
> 　　肉丝加淀粉和料酒处理后，炒出来的口感软嫩。炒海带时，可以多放一点料酒，去除难闻的味道。

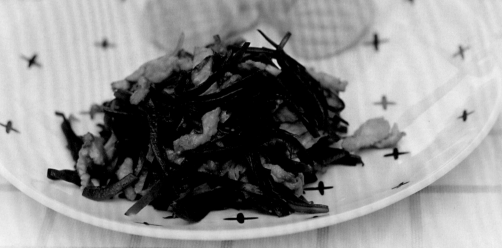

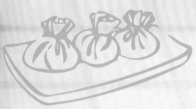

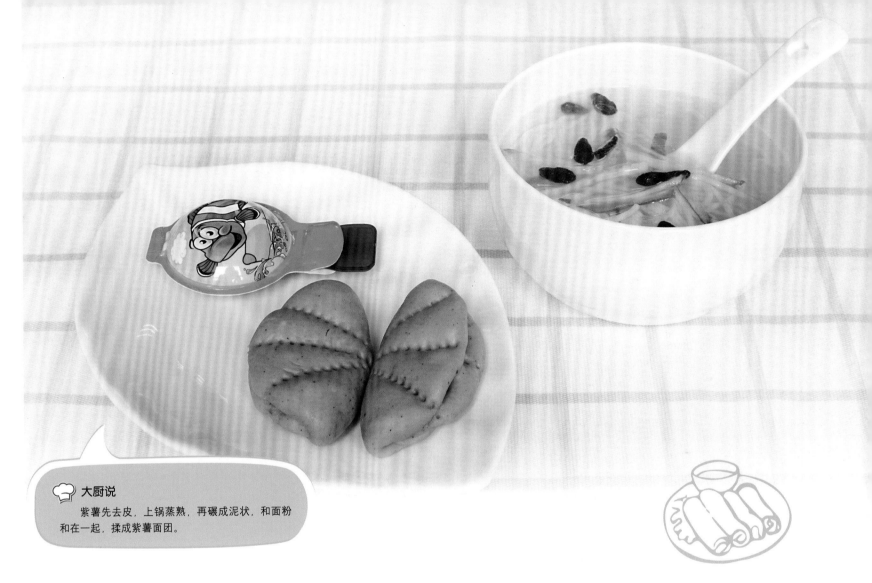

大厨说

紫薯先去皮，上锅蒸熟，再碾成泥状，和面粉和在一起，揉成紫薯面团。

套餐16：营养挂面汤＋荷叶夹子＋奶酪

一、营养挂面汤

食材：黄瓜15克、挂面10克、鸡蛋10克，盐、香油、枸杞适量。

制作步骤：

1. 黄瓜洗净，切成细丝；鸡蛋打散，备用。
2. 凉水烧开后，放入挂面，快熟时，淋入蛋液，放入黄瓜丝，再放入盐、香油和枸杞，调味即可。

三、奶 酪

食材：奶酪25克。

二、荷叶夹子

食材：面粉25克、紫薯10克、酵母适量。

制作步骤：

1. 紫薯去皮，上锅蒸熟后，碾成泥，加入面粉、酵母、水，和在一起，揉成面团，醒发至两倍大。
2. 把面团做成小剂子，擀成饺子皮。把擀好的饺子皮对折，用专用梳子压上几条线。
3. 将做好的荷叶夹子面坯放入蒸屉，上锅蒸30分钟即可。

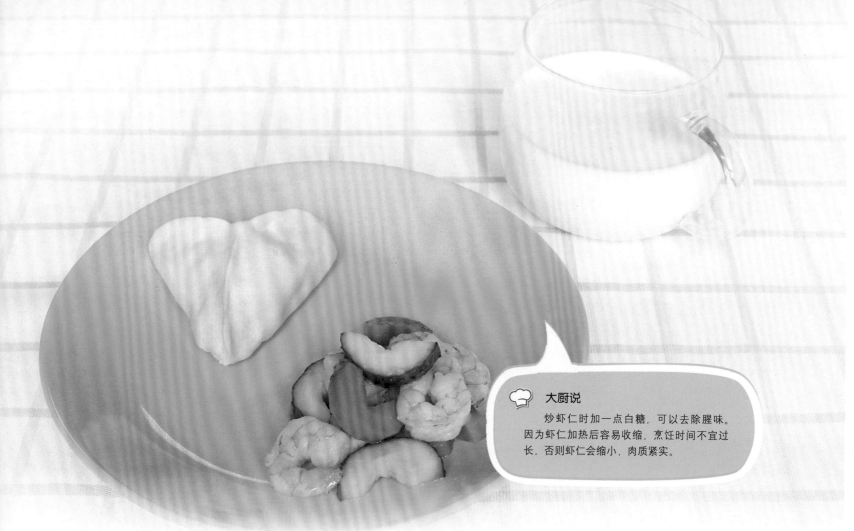

大厨说

炒虾仁时加一点白糖，可以去除腥味。因为虾仁加热后容易收缩，烹饪时间不宜过长，否则虾仁会缩小，肉质紧实。

套餐17：果仁糖三角＋虾仁黄瓜＋牛奶

一、果仁糖三角

食材：面粉35克、红糖5克、瓜子仁3克、白芝麻2克、酵母适量。

制作步骤：

1. 把红糖、瓜子仁、白芝麻放在一个盆里，搅拌均匀，制成馅料。
2. 面粉加入酵母，用温水和匀，醒发至两倍大。把和好的面团搓成长条，切成若干个面剂，再把每个面剂擀成圆形面片。
3. 取适量的馅料放在圆形面片中间，双手挤成三角形面坯。将做好的果仁糖三角面坯放入蒸屉，蒸30分钟即可。

三、牛 奶

食材：牛奶200毫升。

二、虾仁黄瓜

食材：黄瓜30克、虾仁10克、胡萝卜5克，油、料酒、白糖、盐、葱末、姜末、水淀粉适量。

制作步骤：

1. 黄瓜、胡萝卜去皮，从中间剖开，再切成菱形片，装盘备用。
2. 虾仁去虾线，提前用料酒腌制。
3. 热油锅里放入葱末、姜末，炝锅，倒入胡萝卜片、虾仁，翻炒几下，加一点白糖，再炒几下，出锅。
4. 再用同样的方法翻炒黄瓜片后，倒入炒好的胡萝卜片、虾仁，放入盐，加入水淀粉，勾薄芡即可。

套餐18：鲜蔬虾仁粥＋金丝小枣馍＋香藕莴笋鸡

一、鲜蔬虾仁粥

食材：大米10克、小白菜10克、虾仁5克、香菇5克。

制作步骤：

1. 香菇、小白菜洗净，焯水，切碎；虾仁去虾线，切成丁，焯水。

2. 洗净的大米放入锅中熬煮，快熟时，加入虾仁丁、香菇碎、小白菜碎，搅匀，再煮一会儿，出锅即可。

二、金丝小枣馍

食材：面粉30克、金丝小枣10克、酵母适量。

制作步骤：

1. 金丝小枣洗净，沥水，备用；把面粉和少量酵母加入清水，和成面团，醒发至两倍大。

2. 将面团揉成长条，切成若干个小剂子。取一个小剂子，压扁，擀成椭圆形的面饼。

3. 在面饼的一半摆上几颗金丝小枣，将另一半合上。将做好的金丝小枣馍面坯放入蒸屉，蒸30分钟即可。

三、香藕莴笋鸡

食材：莴笋30克、鸡胸肉10克、莲藕5克，油、白糖、料酒、生抽、盐适量。

制作步骤：

1. 将鸡胸肉洗净，切丁；莲藕和莴笋去皮，洗净，切丁。

2. 热油锅里放入鸡肉丁，加入白糖、料酒、生抽。

3. 然后放入莲藕丁和莴笋丁，翻炒均匀，炒熟后，加盐调味即可。

> **大厨说**
>
> 莲藕切丁后要用凉水浸泡，避免氧化。炒鸡胸肉丁时，放一点白糖和料酒，可以去腥。

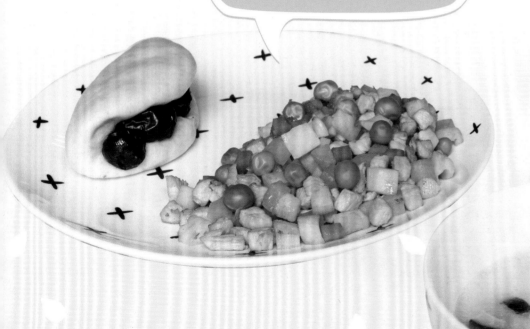

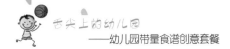
 套餐19：牛奶+芳香玉米饼+蒜蓉空心菜

一、牛　奶

食材：牛奶200毫升。

三、蒜蓉空心菜

食材：空心菜30克、大蒜5克，油、盐适量。

制作步骤：

1. 空心菜择洗干净，切成段；大蒜去皮，洗净，切成蒜末。

2. 热油锅里放入蒜末，煸香，再倒入切好的空心菜段，加盐调味，
   翻炒均匀即可。

二、芳香玉米饼

食材：玉米面20克、香蕉15克、面粉10克、油适量。

制作步骤：

1. 把面粉和玉米面加水，调成面糊。

2. 香蕉去皮，碾碎，放入面糊中，拌匀。

3. 电饼铛放油加热，将面糊倒入，摊平，煎至两面金黄色即可。

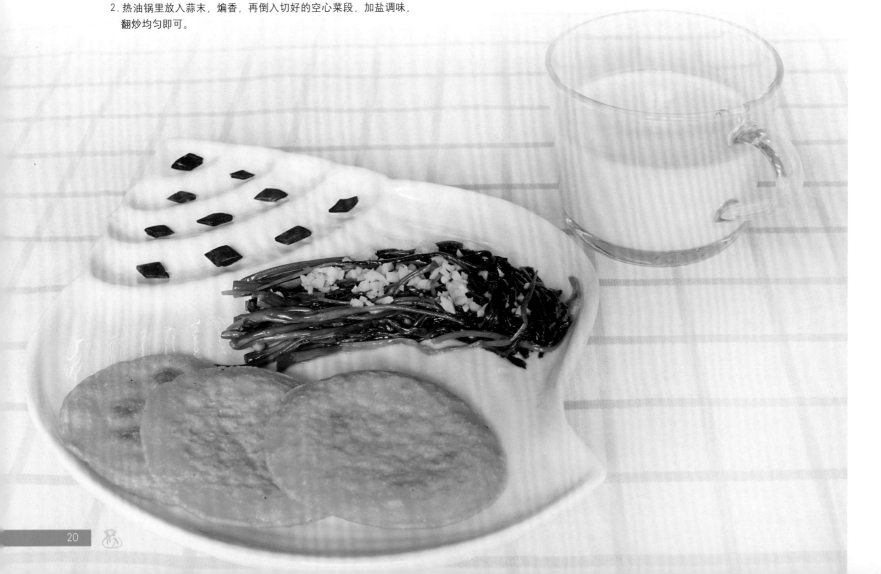

套餐20：荷花饼＋鸡丝炒胡萝卜＋豆沙汤圆

一、荷花饼

食材：面粉35克、菠菜5克、酵母适量。

制作步骤：

1. 将洗净的菠菜放入搅拌机中，搅碎，再用纱布过滤出菠菜汁。
2. 面粉加入适量酵母和菠菜汁，和成面团，并分成若干个小面剂。
3. 将小面剂揉成椭圆形后，用刀背轻压出中线，对折后，在对折处捏出尖角，最后用刀背压出花瓣的纹路，组合成荷花状。将做好的荷花饼面坯放入蒸屉，上锅蒸30分钟即可。

二、鸡丝炒胡萝卜

食材：胡萝卜25克、鸡胸肉15克，油、姜末、葱末、蒜末、盐、料酒、生粉、生抽适量。

制作步骤：

1. 鸡胸肉洗净，切丝；胡萝卜洗净，去皮，切丝。
2. 鸡肉丝里放入一点盐、一小勺料酒和生粉，拌匀，腌制一会儿。
3. 热锅凉油，烧至8成热时，加入姜末、葱末和蒜末，煸炒出香味，加入鸡肉丝，翻炒至变色，出锅，备用。
4. 利用锅里的剩油，加入胡萝卜丝，翻炒变软，再加入鸡肉丝，翻炒几下。出锅前，放入盐、生抽，调味即可。

三、豆沙汤圆

食材：糯米粉10克、豆沙馅5克。

制作步骤：

1. 在案板上撒上一些干的糯米粉，将豆沙馅放在糯米粉上面，搓成长条状，然后用刀切成小段，搓成小圆球。
2. 将剩下的糯米粉加水，和成面团，切成小段，擀成圆形的面皮。
3. 将豆沙馅放在面皮上，包起来。手心上滴一滴清水，将汤圆放在手心里搓圆。
4. 烧开一锅水，下入汤圆。开锅后，改小火，煮3分钟，至汤圆浮在水面上即可。

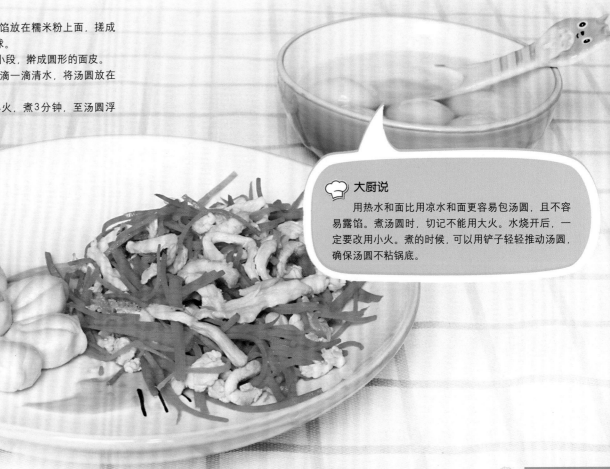

大厨说

用热水和面比用凉水和面更容易包汤圆，且不容易露馅。煮汤圆时，切记不能用大火。水烧开后，一定要改用小火。煮的时候，可以用铲子轻轻推动汤圆，确保汤圆不粘锅底。

第二章　美味午餐

　　自然界四季更迭，周而复始。美味午餐是幼儿一日生活中能量供给的重头戏，热量需占全天的40%，在带量食谱的编制上，保健医顺应四季变化，制订出四季食谱；结合少数民族饮食习惯，制订出清真食谱；品味不同国家饮食文化，制订出异域食谱。食谱遵循营养九搭配，采用主食＋副食＋汤（粥）的形式，在造型上充满童趣，在色彩上刺激幼儿视觉，引起食欲，在口味上刺激幼儿味蕾，让幼儿园飘满饭菜的味道，让孩子们体会家的味道。

第一节　春季食谱篇

　　春暖花开，在沉睡中享受春天。早春三月是肝脏机能活动的旺盛季节。春季的饮食应重视对肝脏的保养，维持肝脏机能正常运行。

　　初春乍暖还寒，在食谱的搭配上应多选用一些驱寒的食物，如鸡肉、牛肉、虾仁、山药、红枣等，以帮助维持正常体温。春季多风，易引起上呼吸道疾病，经常食用一些黑芝麻、菜花、圆白菜，可以提高人体免疫力。此外，还应顺应四季的规律，选用应季自然成熟的水果和蔬菜，应季食物新鲜、营养丰富，有利于幼儿身体生长需要。

套餐1：紫薯米饭+酱爆鸡丁+虎皮豆腐+西红柿紫菜蛋花汤

一、紫薯米饭

食材：大米50克、紫薯10克。

制作步骤：

1. 紫薯洗净，去皮，切成2厘米见方的小块。
2. 大米淘洗干净后，将紫薯块放入大米中，再加入适量的水，上蒸屉，蒸30分钟即可。

三、虎皮豆腐

食材：北豆腐40克、彩椒15克、青椒10克、腰果5克，油、姜丝、葱花、生抽适量。

制作步骤：

1. 将北豆腐切成2厘米见方的丁；彩椒和青椒切成大小一致的丁。
2. 锅中放油，烧热后放入豆腐丁，炒至金黄色，盛出。
3. 锅中放油，放入姜丝和葱花，煸炒出香味，放入炒好的豆腐丁，再加入适量的水和生抽，翻炒，焖1分钟，放入彩椒丁、青椒丁、腰果，翻炒均匀即可。

四、西红柿紫菜蛋花汤

食材：鸡蛋20克、西红柿10克、紫菜5克、香菜1克、油适量。

制作步骤：

1. 西红柿洗净，切成小块；鸡蛋打散，搅匀；香菜洗净，切碎。
2. 锅入底油，烧热后，放入西红柿块，翻炒，加入适量热水，水开后，淋入蛋液，放入撕成片的紫菜，烧开，撒上香菜碎即可。

二、酱爆鸡丁

食材：黄瓜35克、鸡胸肉25克、胡萝卜20克、甜面酱5克，油、姜、水淀粉、蛋清适量。

制作步骤：

1. 鸡胸肉洗净，切成2厘米见方的丁，加入适量蛋清、水淀粉、油，搅拌均匀。
2. 胡萝卜、黄瓜洗净，去皮，切成2厘米见方的丁。
3. 姜切末，放入油锅，煸炒出香味后，放入鸡丁。鸡丁煸炒变色后，盛出，备用。
4. 锅中放油，煸炒胡萝卜丁、黄瓜丁，再放入滑好的鸡丁，最后放入甜面酱，翻炒均匀，出锅即可。

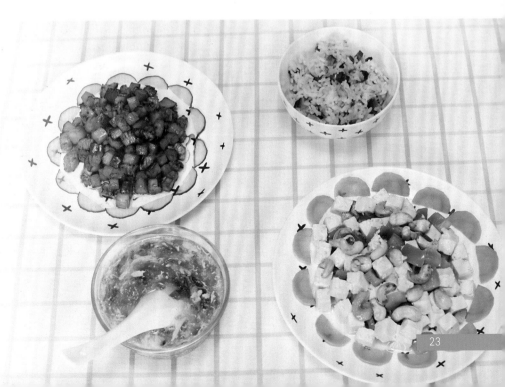

套餐2：红薯山药米饭＋浇汁蒸鱼＋香肠荷兰豆＋双耳蛋花汤

一、红薯山药米饭

食材：大米45克、红薯5克、山药5克。

制作步骤：

1. 红薯、山药去皮，洗净，切成1厘米见方的丁，备用。
2. 大米洗净，放入红薯丁、山药丁和适量的水，上锅蒸30分钟即可。

三、香肠荷兰豆

食材：荷兰豆60克、香肠10克，葱、姜、油、海鲜酱油、生抽适量。

制作步骤：

1. 荷兰豆洗净，切段；香肠切成薄片；葱、姜切丝，备用。
2. 锅中放油，爆香葱丝、姜丝，放入荷兰豆段，煸炒。
3. 烹入海鲜酱油、生抽调味，然后放入香肠片，翻炒均匀，出锅即可。

二、浇汁蒸鱼

食材：鲷鱼70克、胡萝卜10克、竹笋5克、紫洋葱5克，油、盐、料酒、淀粉、生抽适量。

制作步骤：

1. 鲷鱼洗净，放入适量的盐、料酒、淀粉，腌制5分钟；胡萝卜、竹笋切成1厘米见方的小丁；紫洋葱切丝。
2. 锅中倒油，将鲷鱼过油至5成熟，均匀地摆放在蒸盘里，将紫洋葱丝撒在鱼肉身上，放入蒸锅，蒸5分钟。
3. 油锅里放入切好的胡萝卜丁、竹笋丁、生抽，炒熟后，放入淀粉，加水，勾芡，然后将汤汁均匀地淋在蒸好的鱼肉上即可。

四、双耳蛋花汤

食材：鸡蛋20克、干木耳3克、干银耳3克、香菜1克，水淀粉、盐适量。

制作步骤：

1. 鸡蛋打散，将泡发后的木耳、银耳切成1厘米见方的片；香菜洗净，切末。
2. 将木耳片、银耳片加水，煮10分钟，汤里用水淀粉勾薄芡。
3. 将蛋液均匀地打入锅里，制成蛋花状，加盐调味，撒点香菜末即可。

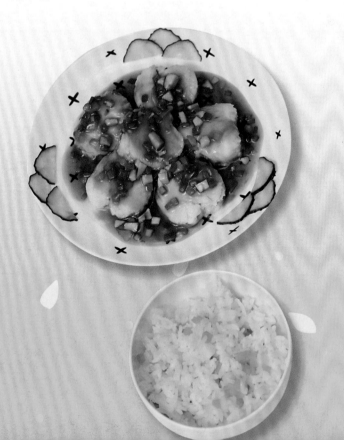

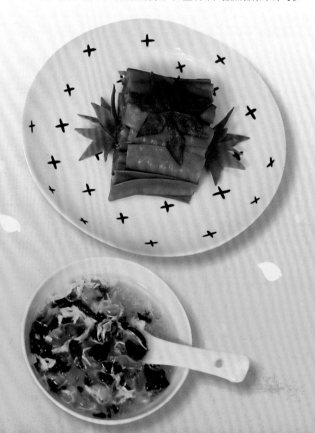

套餐3：土豆黄金米饭＋南瓜烧肉＋蒜蓉西蓝花＋萝卜粉丝汤

一、土豆黄金米饭

食材：大米45克、土豆5克、红薯5克。

制作步骤：

1. 土豆、红薯洗净，去皮，切成1厘米见方的小丁，备用。
2. 洗净大米后，放入土豆丁和红薯丁，再加入适量的水，蒸制30分钟即可。

二、南瓜烧肉

食材：五花肉30克、南瓜25克、莴笋20克、香菇5克，油、生抽、老抽、料酒、葱段、姜片、盐适量。

制作步骤：

1. 将五花肉、南瓜、莴笋、香菇分别切成1.5厘米见方的丁。
2. 锅中油热后，倒入五花肉丁，煸炒，加入葱段、姜片，煸香，加入生抽、老抽、料酒调味。
3. 再倒入南瓜丁、莴笋丁、香菇丁，翻炒。出锅前，加盐，调味即可。

三、蒜蓉西蓝花

食材：西蓝花60克、蒜5克，油、水淀粉、盐适量。

制作步骤：

1. 西蓝花洗净，掰成小朵；蒜剥皮后，切成蒜蓉，备用。
2. 热油爆炒西蓝花小朵，放入蒜蓉，用水淀粉勾芡，加盐调味，翻炒均匀即可。

四、萝卜粉丝汤

食材：白萝卜25克、粉丝3克、香菜1克，油、水淀粉、盐适量。

制作步骤：

1. 白萝卜切成0.3厘米宽的丝状；香菜洗净，切小段；粉丝提前用温水浸泡10分钟。
2. 热油烩炒白萝卜丝，放入适量的水，加入粉丝。开锅后，用水淀粉勾薄芡，香菜段点缀，加盐调味即可。

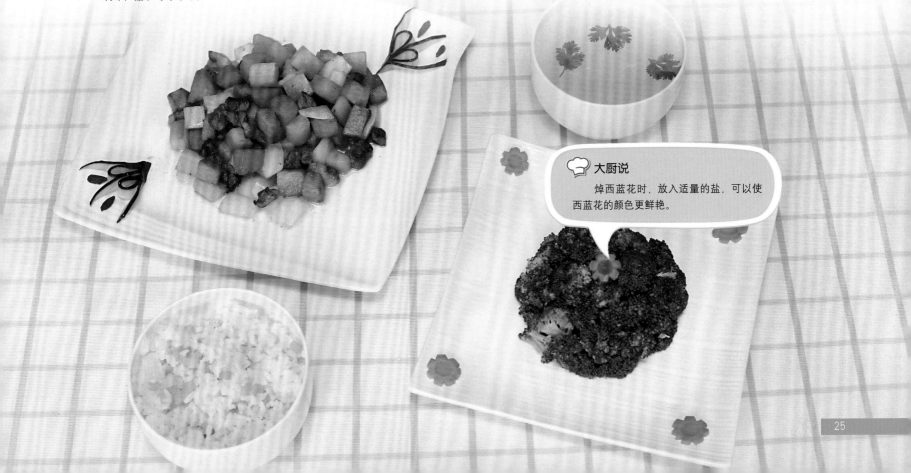

> 🧑‍🍳 **大厨说**
>
> 焯西蓝花时，放入适量的盐，可以使西蓝花的颜色更鲜艳。

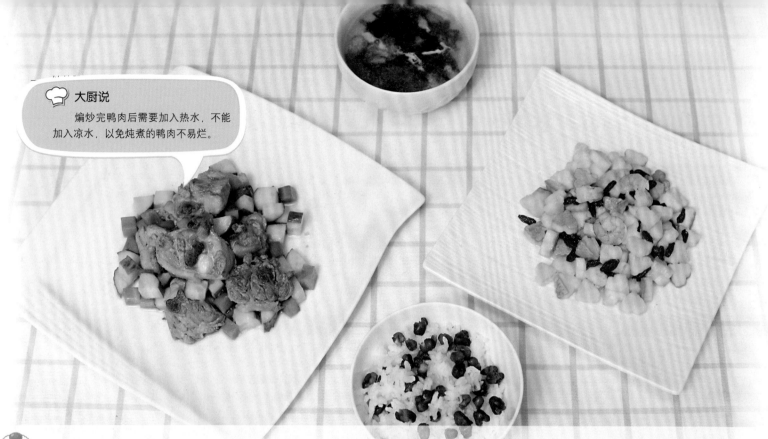

大厨说

煸炒完鸭肉后需要加入热水，不能加入凉水，以免炖煮的鸭肉不易烂。

 套餐4：高粱红豆糯米饭＋葱头烧鸭腿＋虾仁西葫芦＋西蓝花紫菜蛋花汤

一、高粱红豆糯米饭

食材：大米35克、糯米10克、高粱米5克、红豆5克。

制作步骤：

1. 将大米、糯米、高粱米、红豆洗净。
2. 锅里放入适量的水，加入所有的食材，上锅蒸30分钟即可。

二、葱头烧鸭腿

食材：鸭腿35克、紫洋葱20克、胡萝卜10克、黄瓜10克、油、花椒、姜片、酱油、料酒适量。

制作步骤：

1. 鸭腿切成4厘米见方的块状；紫洋葱洗净，去皮，切成2厘米见方的丁；胡萝卜、黄瓜洗净，去皮，切成1.5厘米的丁待用。
2. 凉水入锅，放入鸭腿肉块，烧开，撇去浮沫，捞出，待用。
3. 热油上锅，放入花椒、姜片，煸炒出香味，放入鸭腿肉块。煸炒变色后，放入酱油、料酒，加温水，温水要没过鸭腿肉块，焖煮30分钟。
4. 放入胡萝卜丁、紫洋葱丁，翻炒，最后放入黄瓜丁，翻炒均匀，出锅。

三、虾仁西葫芦

食材：西葫芦70克、虾仁5克、枸杞1克，油、水淀粉、盐适量。

制作步骤：

1. 西葫芦整个横竖切成1/4长条，再改刀，切成2厘米厚的片；虾仁去虾线，用热水焯一遍，待用。
2. 锅入底油，烧至7成热，放入西葫芦片，倒入虾仁，煸炒，用水淀粉勾芡，加盐调味后，出锅，再用枸杞点缀。

四、西蓝花紫菜蛋花汤

食材：鸡蛋20克、西蓝花10克、紫菜3克，盐、水淀粉适量。

制作步骤：

1. 西蓝花洗净，掰成小朵状，用热水焯一下；鸡蛋打散；紫菜撕成小片，备用。
2. 锅中放入清水和西蓝花，开锅后，放入紫菜片，用水淀粉勾芡，加盐调味，再淋入蛋液，煮熟即可。

套餐5：富贵紫荆花＋孜然鸭肉粒＋白灼芥蓝＋二米豌豆粥

一、富贵紫荆花

食材：富强粉45克、紫薯10克、酵母适量。

制作步骤：

1. 紫薯蒸好后，碾压成泥状。
2. 将紫薯泥和一半的富强粉、酵母加水，和成紫色面团，另一半富强粉、酵母加水，和成白色面团。
3. 两种面切成大小一致的面团，把紫薯面团放在白面团上面，顺边卷好，切成大小一致的面团，翻挤，捏好造型，放入蒸屉，蒸20分钟即可。

三、白灼芥蓝

食材：芥蓝80克、蒜蓉5克、枸杞1克，花生油、葱丝、姜丝、蒜蓉、白糖、生抽、美极鲜酱油适量。

制作步骤：

1. 芥蓝洗净，根部刮去表皮，放入沸水里焯熟，捞出，待用。
2. 锅中少许花生油，烧热，放葱丝、姜丝、蒜蓉，煸出香味。
3. 放入白糖、生抽、美极鲜酱油调味，小火翻炒出香味。
4. 将加工好的酱油汤汁淋在盘底，再把芥蓝整齐地摆放在盘子里，点缀上枸杞即可。

二、孜然鸭肉粒

食材：鸭肉30克、香芹20克、洋葱10克、孜然粉1克、枸杞1克，油、姜片、盐、生抽、料酒、淀粉适量。

制作步骤：

1. 鸭肉切成2厘米见方的块状；洋葱洗净，去皮，切成条；香芹洗净，切段。
2. 在鸭肉块中加入盐、料酒、淀粉，用手抓匀，腌20分钟。
3. 锅中倒油，烧至8成热，将鸭肉块下入，滑散，至表面变色后捞出。
4. 锅中留底油，加入姜片和洋葱条，翻炒出香味，加入香芹段、孜然粉和枸杞，翻炒。
5. 将滑好的鸭肉块放入锅中，最后加盐、生抽，上色调味，翻炒均匀即可。

四、二米豌豆粥

食材：大米20克、小米5克、豌豆3克。

制作步骤：

1. 将豌豆剥壳，洗净。
2. 大米、小米洗净，放入适量的水，熬30分钟。
3. 将豌豆倒入粥里，再熬10分钟即可。

大厨说

刮掉芥蓝根部的表皮，可以让芥蓝口感更爽脆和鲜嫩。

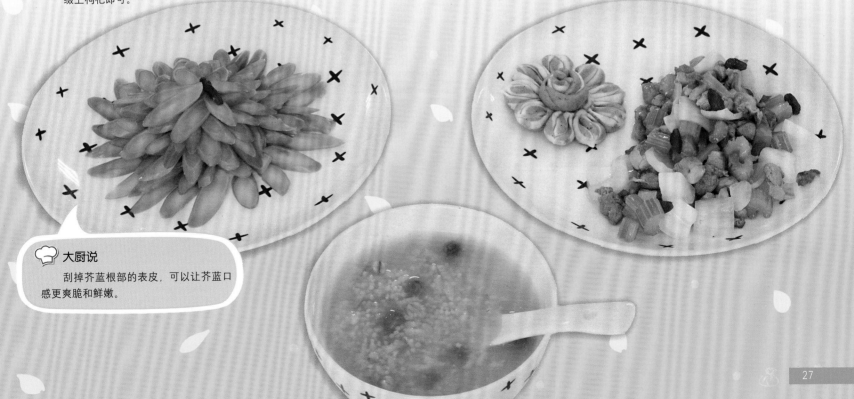

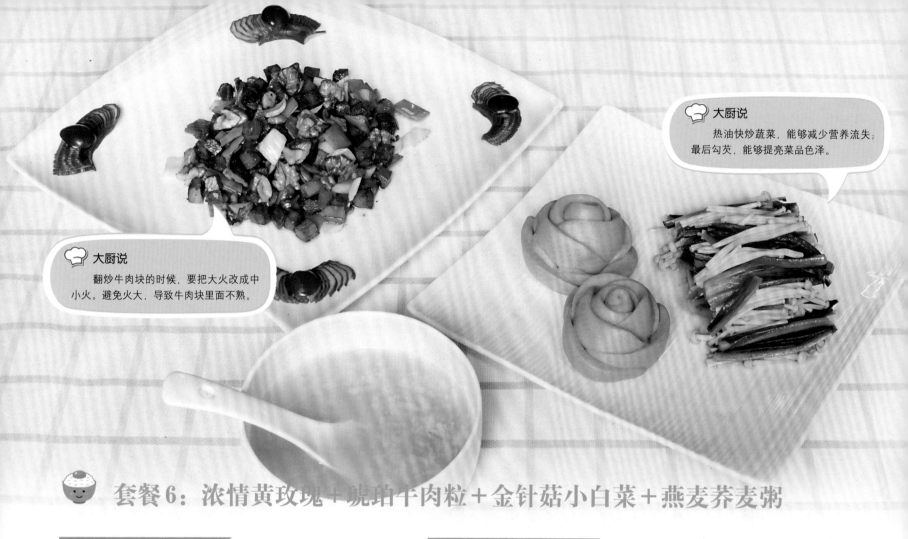

大厨说
翻炒牛肉块的时候，要把大火改成中小火。避免火大，导致牛肉块里面不熟。

大厨说
热油快炒蔬菜，能够减少营养流失；最后勾芡，能够提亮菜品色泽。

🍚 **套餐6：浓情黄玫瑰＋琥珀牛肉粒＋金针菇小白菜＋燕麦荞麦粥**

一、浓情黄玫瑰

食材：富强粉45克、玉米面5克、南瓜5克、酵母适量。

制作步骤：

1. 南瓜蒸好后，碾成泥状。
2. 将富强粉、玉米面、南瓜泥和酵母，加水，均匀地和成面团。
3. 将面团切成4个小面团，用擀面杖擀薄，4个面片按层次摞好，从下往上卷，中间切开。将做好的面坯放入蒸屉，蒸20分钟即可。

二、琥珀牛肉粒

食材：牛肉30克、荷兰豆20克、核桃仁10克、百合5克，油、盐、酱油、料酒、淀粉、葱花、姜丝、蒜末适量。

制作步骤：

1. 牛肉切成2厘米见方的丁，放入少许盐、酱油、料酒和淀粉，搅拌均匀，腌制15分钟；百合提前10分钟浸泡，切成小片；荷兰豆洗净，切成1厘米长的小段。
2. 锅入底油，烧至6成熟，放入牛肉丁，翻炒至7成熟，盛出，备用；将荷兰豆段、百合片和核桃仁焯一下，备用。
3. 油锅爆炒葱花、姜丝和蒜末，放入荷兰豆段、百合片和核桃仁，翻炒，再放入牛肉丁，炒熟后出锅。

三、金针菇小白菜

食材：小白菜60克、金针菇20克，油、盐、水淀粉适量。

制作步骤：

1. 小白菜洗净，切成3厘米长的段；金针菇用热水焯一下。
2. 热油快炒小白菜段，炒至8成熟后，放入金针菇，用水淀粉勾芡，加盐调味，出锅。

四、燕麦荞麦粥

食材：大米20克、燕麦5克、荞麦3克。

制作步骤：

1. 将大米、燕麦、荞麦洗净。
2. 锅里倒入适量的水，放入大米、燕麦、荞麦，熬制40分钟即可。

套餐7：南瓜金鱼饼＋蜜汁儿大虾＋手撕包菜＋红豆莲子粥

一、南瓜金鱼饼

食材：富强粉45克、绿豆面5克、南瓜5克、酵母适量。

制作步骤：

1. 南瓜蒸熟后，碾成泥状。
2. 富强粉、绿豆面、南瓜泥、酵母加水，混合在一起，和成面团。
3. 将面团制作成金鱼状，上蒸屉，蒸制20分钟即可。

二、蜜汁儿大虾

食材：大虾60克、番茄酱5克、蜂蜜3克、白芝麻2克、油、酱油适量。

制作步骤：

1. 大虾剪去虾须，沿脊背剪开，不用全部剪断，剪至2/3处，取出里面的虾囊和沙线。
2. 锅内倒油，烧热，倒入大虾，炸至金黄色，捞出，控油。
3. 平底锅内倒入少许番茄酱、蜂蜜、酱油调味。稍微熬煮，再倒入大虾，翻炒，使大虾充分裹匀汤汁，出锅后，撒上白芝麻即可。

三、手撕包菜

食材：圆白菜70克、几粒枸杞，油、酱油、水淀粉适量。

制作步骤：

1. 将圆白菜逐层扒开，洗净，掰成长4厘米、宽3厘米的片状。
2. 热油上锅，翻炒圆白菜片，至8成熟，放入酱油、几粒枸杞，用水淀粉勾芡即可。

四、红豆莲子粥

食材：大米20克、红豆5克、去芯莲子3克。

制作步骤：

1. 提前将去芯莲子、红豆浸泡30分钟。
2. 大米、红豆洗净，倒入适量的水，放入去芯莲子。
3. 烧开后，用小火熬制40分钟即可。

大厨说

酱油一定要少放，因为菜品本身是甜味的。炸大虾的油温一定要高，快速投入，快速捞出，时间久了，大虾的肉容易变硬、变干，影响口感。

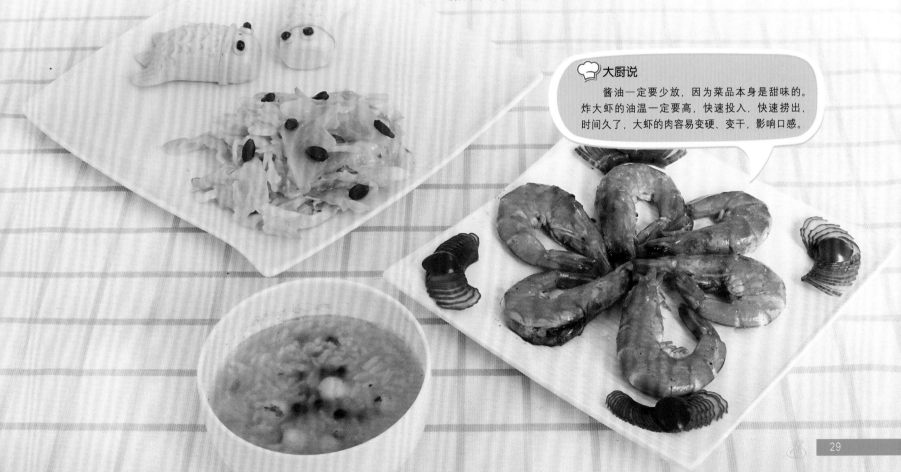

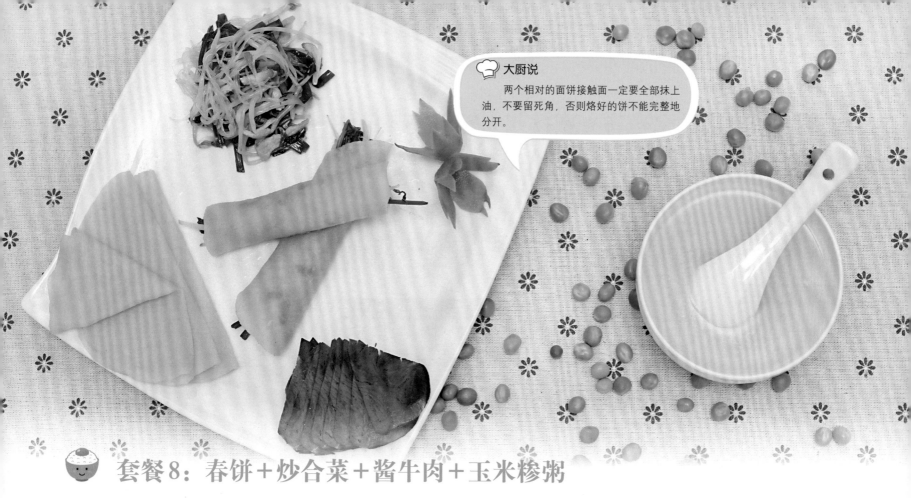

大厨说

两个相对的面饼接触面一定要全部抹上油，不要留死角，否则烙好的饼不能完整地分开。

套餐8：春饼+炒合菜+酱牛肉+玉米糁粥

一、春饼

食材：中筋面粉50克、油适量。

制作步骤：

1. 中筋面粉加90℃的水，揉成面团，待用。
2. 将揉好的面团搓成粗长条，切成若干个面剂子。将一个面剂子压扁，涂上一层油。将两个压扁的面剂，用擀面杖擀成薄饼。
3. 平底锅里不用放油，正反两面烙薄饼。翻面后，待中间鼓起来，就表示饼烙好了。

三、酱牛肉

食材：牛腱子肉100克、葱10克、姜10克，丁香、花椒、八角、陈皮、小茴香、酱油适量。

制作步骤：

1. 牛腱子肉洗净后，顺着肉的纹路切成大块，放入凉水，烧开，焯一下，去除血水，晾凉；葱、姜洗净，切成葱花、姜片；把丁香、花椒、八角、陈皮、小茴香放入料碗。
2. 锅中放入清水，开锅后放入料碗里的各种调料，加入葱花、姜片、酱油、牛肉块，大火烧开后，用电压力锅炖30分钟。
3. 在锅里焖30分钟后取出，晾凉，切成薄片。

二、炒合菜

食材：绿豆芽20克、猪里脊肉10克、韭菜10克、粉丝2克，油、盐、料酒、嫩肉粉适量。

制作步骤：

1. 绿豆芽、韭菜洗净；韭菜切成5厘米长的段；粉丝提前30分钟浸泡。
2. 猪里脊肉切成5厘米长的丝，用适量的盐、料酒、嫩肉粉腌制10分钟；热油爆炒肉丝，至8成熟，盛出。
3. 热油翻炒绿豆芽，待快熟时放入肉丝、粉丝，最后放入韭菜段，炒熟即可。

四、玉米糁粥

食材：玉米糁20克。

制作步骤：

1. 玉米糁洗净，放入锅里，加适量的清水。
2. 大火煮开后改小火，熬制30分钟即可。

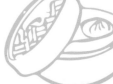

套餐9：彩虹炒饭＋金针菇豆腐汤

一、彩虹炒饭

食材：米饭30克、虾仁15克、胡萝卜10克、青毛豆粒10克、红甜椒5克、绿甜椒5克、火腿5克、油适量。

制作步骤：

1. 胡萝卜、红甜椒、绿甜椒洗干净后，切成1厘米见方的丁；青毛豆粒洗净；火腿切成1厘米见方的丁；虾仁去虾线，洗净，用水焯一遍，盛盘。
2. 将胡萝卜丁、青毛豆粒放入油锅，清炒，倒入红甜椒丁、绿甜椒丁、火腿丁、虾仁、米饭，翻炒均匀即可。

二、金针菇豆腐汤

食材：豆腐15克、金针菇10克、水淀粉2克、盐适量。

制作步骤：

1. 将金针菇洗干净后，切成4厘米长的段；豆腐切成细长条。
2. 锅中放入清水，烧开，放入金针菇、豆腐条，用水淀粉勾芡，加盐调味，出锅。

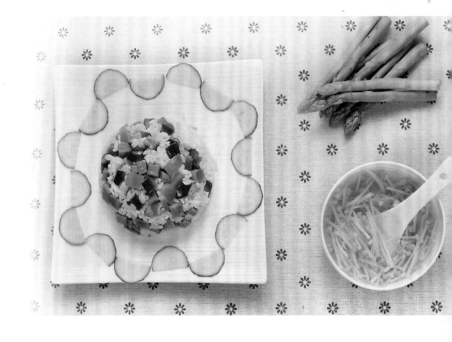

套餐10：串串烧＋芦笋炒百合＋菠菜羊肝汤

一、串串烧

食材：面包吐司10克、青椒10克、酱牛肉5克、火腿5克、圣女果5克、洋葱2克。

制作步骤：

1. 将洋葱、圣女果、青椒洗干净后，切成2厘米见方的块；洋葱焯熟。
2. 面包吐司、酱牛肉、火腿切成2厘米见方的块。
3. 用签子穿好各种蔬菜块、肉块和面包吐司块即可。

二、芦笋炒百合

食材：芦笋20克、南瓜15克、百合10克、红甜椒10克，油、姜丝、盐、水淀粉适量。

制作步骤：

1. 芦笋、南瓜洗净，切成3厘米长的段；百合洗净；红甜椒洗净，切成细条；芦笋、百合焯水，放入沸水中马上捞出。
2. 起锅热油，爆香姜丝，放入南瓜段翻炒，炒至8分熟时，放入焯好的芦笋段、百合、红甜椒条，一起翻炒，放入适量的盐，用水淀粉勾芡，即可出锅。

三、菠菜羊肝汤

食材：羊肝10克、菠菜5克，白醋、香油适量。

制作步骤：

1. 将菠菜洗净后，用沸水焯一下，再用凉水冲一下，切成2厘米长的段。
2. 将羊肝洗净后，切成薄片，放入大碗中，加入没过羊肝的水，滴入几滴白醋，浸泡15分钟后，用流动水冲洗至没有血沫为止。
3. 重新烧开水后，放入羊肝、菠菜段。烧开后，淋入香油，出锅。

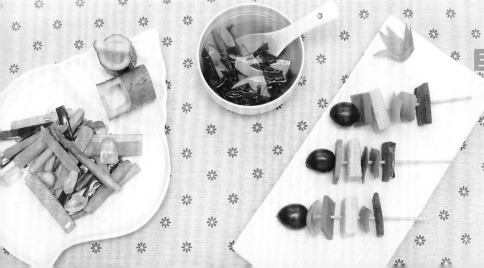

第二节　夏季食谱篇

炎热夏季好口福，吃出清凉心情来。夏季的3个月，是万物生长最旺盛的季节。这时人们的阳气旺盛，血液循环加快，心脏负担加重，容易导致食欲减退。因此，在食谱设计上，要注重色、香、味的搭配，以促进食欲。宜选用一些清淡、利于消化和吸收的食物，肉类带量减少，多食水产品。

夏季大量蔬菜、水果上市，时令蔬菜和水果富含夏季人体所需营养，还可以清热解毒，清凉解暑，如绿豆、黄瓜、西红柿、西瓜等。

 ## 套餐1：紫薯开花馒头＋菠萝咕咾虾＋醋熘水萝卜＋南瓜百合粥

一、紫薯开花馒头

食材：紫薯10克、富强粉4克，酵母、白糖适量。

制作步骤：

1. 紫薯蒸熟，去皮，碾成泥，与富强粉、酵母一起，加温水，揉成面团，醒发1小时，做成紫薯馅。
2. 紫薯泥与少许富强粉、白糖揉成小团。
3. 将面团分别搓成长条，做成大小均匀的面剂，擀成圆形薄面皮。
4. 紫薯馅揉圆，放在面皮里包起来，收口朝下，整理成馒头状，在上面剪一个十字形小口。
5. 将面坯放入蒸屉，上汽蒸30分钟。

二、菠萝咕咾虾

食材：大虾50克、菠萝40克，油、番茄沙司、白醋、砂糖、盐适量。

制作步骤：

1. 大虾去虾头、剪开虾背，挑去沙线；菠萝去皮，切小块，用淡盐水浸泡10分钟。
2. 锅里放少许底油，放入番茄沙司、白醋、砂糖、盐、少许水，调成糖醋汁，盛出。
3. 起油锅，油烧至5成热，大虾下锅，炸至定形，捞出。
4. 锅中放少许油，倒入之前调好的糖醋汁，放入大虾、菠萝块，炒匀，出锅。

三、醋熘水萝卜

食材：水萝卜70克、胡萝卜10克，油、葱丝、姜丝、白醋、冰糖、盐适量。

制作步骤：

1. 水萝卜、胡萝卜洗净，去皮，切成花式小圆片，焯水，过凉，待用。
2. 热锅中放入适量的油，加入葱丝、姜丝，爆香，放入白醋和少许冰糖，烧开，放入水萝卜片，爆炒。
3. 爆炒3分钟后，加入胡萝卜片，煸炒2分钟后，加盐，再翻炒1分钟后，出锅。

四、南瓜百合粥

食材：大米15克、南瓜10克、鲜百合5克。

制作步骤：

1. 南瓜去皮，切小块；鲜百合洗净，剥成片。
2. 大米用水泡10分钟后，开始煮粥。
3. 米粥煮至5成熟后，放入南瓜块，搅拌均匀后，继续煮。
4. 米粥完全煮熟后，放入鲜百合，搅拌均匀后，煮2分钟。

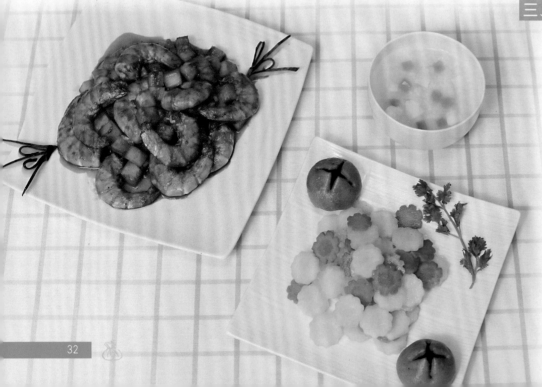

套餐2：塔罗牌小片糕＋鲜蔬烩鱼丸＋西红柿圆白菜＋冰糖莲子银耳粥

一、塔罗牌小片糕

食材：牛奶50毫升、富强粉45克、可可粉10克、酵母适量。

制作步骤：

1. 一半的富强粉和酵母加温水、牛奶，和成面团，分成6个小面团，再搓成6个长条。
2. 另一半的富强粉和酵母加入温水和可可粉，和成面团，分成1个大面团和6个与白面团同等大小的小面团，再搓成6个长条。
3. 把大的可可面团擀成圆片，切掉边，变成长方形面片。把面条按照2白1可可、1白1可可的排列规律摆成4层，裹在长方形面片里，包紧后，用清水把封口的边抹一下，粘牢。
4. 上屉汽蒸30分钟，取出晾凉后，切片即可。

二、鲜蔬烩鱼丸

食材：龙利鱼40克、黄瓜25克、胡萝卜10克、木耳5克，油、姜粉、白胡椒粉、盐、花椒、葱丝、姜丝、香菜末适量。

制作步骤：

1. 龙利鱼加入姜粉、白胡椒粉、水搅成泥，加入少量的盐，搅匀，做成鱼丸。
2. 黄瓜、胡萝卜切成2厘米长、1.5厘米宽的斜片。
3. 木耳切成0.5厘米见方的小片。
4. 清水里放入几粒花椒，煮鱼丸至9成熟后，捞出，待用。
5. 热油爆香葱丝、姜丝后，分别放入胡萝卜片、木耳片、黄瓜片，煸炒8分钟后，再放入鱼丸，煸炒3分钟，撒点香菜末即可。

三、西红柿圆白菜

食材：圆白菜70克、西红柿20克，油、葱丝、姜丝、番茄沙司、盐适量。

制作步骤：

1. 圆白菜洗净，撕成4厘米大小的片；西红柿洗净，切块。
2. 热油爆葱丝、姜丝，加入西红柿块，煸炒出红油后，放入圆白菜片。
3. 再煸炒10分钟后，加一点番茄沙司和盐，翻炒均匀后，出锅。

四、冰糖莲子银耳粥

食材：大米15克、莲子10克、干银耳5克、冰糖5克。

制作步骤：

1. 干银耳掰碎后，再浸泡；莲子提前用40℃的温水浸泡3小时，去芯。
2. 大米熬粥，开锅后，放入莲子，再熬10分钟后，放入银耳和冰糖。粥煮至黏稠、莲子软糯后即可。

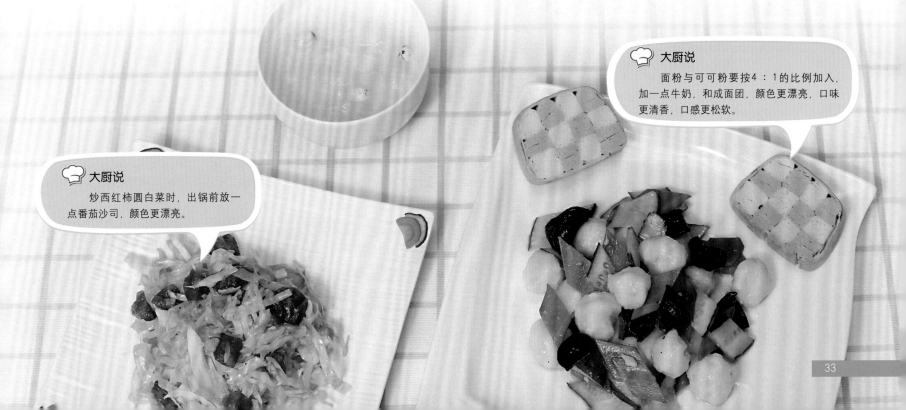

大厨说

炒西红柿圆白菜时，出锅前放一点番茄沙司，颜色更漂亮。

大厨说

面粉与可可粉要按4：1的比例加入，加一点牛奶，和成面团，颜色更漂亮，口味更清香，口感更松软。

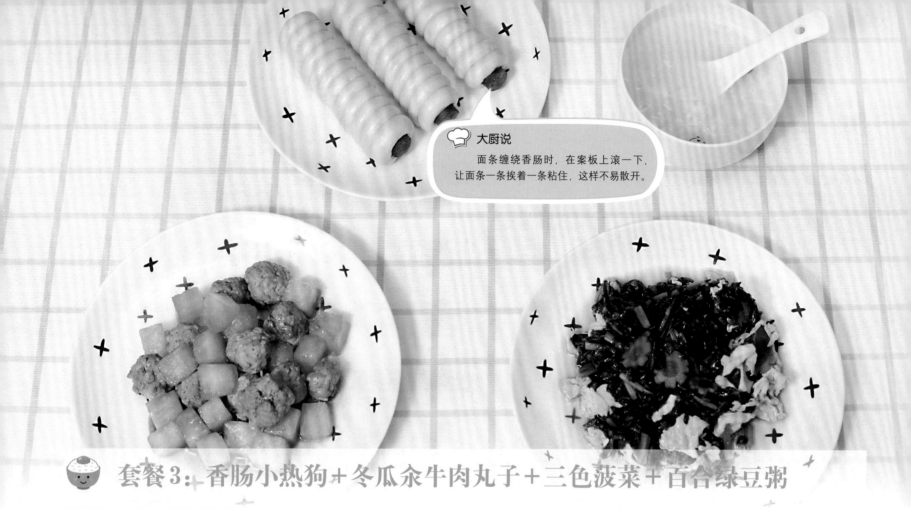

大厨说

面条缠绕香肠时，在案板上滚一下，让面条一条挨着一条粘住，这样不易散开。

套餐3：香肠小热狗＋冬瓜汆牛肉丸子＋三色菠菜＋百合绿豆粥

一、香肠小热狗

食材：富强粉45克、广味香肠15克、酵母适量。

制作步骤：

1. 富强粉加适量的酵母，用温水和成面团，醒发1小时。
2. 将面团搓成细条，从头到尾缠绕在广味香肠外面，两头衔接处要按紧，醒发10分钟后，上蒸屉。
3. 大火汽蒸20分钟即可。

三、三色菠菜

食材：菠菜60克、鸡蛋40克、胡萝卜10克，油、米醋、葱丝、姜丝、盐适量。

制作步骤：

1. 菠菜整棵焯水后，切成1厘米长的小段；胡萝卜洗净，去皮，切成花朵形状的薄片。
2. 鸡蛋打散，放入一点米醋，用中火加底油，嫩炒，出锅。
3. 热油爆葱丝、姜丝后，放入胡萝卜片，翻炒10分钟后，再放入焯好的菠菜段，煸炒3分钟后，放入炒好的鸡蛋，再翻炒2分钟，加盐调味即可。

二、冬瓜汆牛肉丸子

食材：冬瓜35克、牛肉30克、荸荠10克、豆腐10克，生抽、白胡椒粉、姜粉、葱末、香油、花椒水、盐适量。

制作步骤：

1. 冬瓜洗净，去皮，去籽和瓤；荸荠洗净，去皮，切碎；豆腐切碎。
2. 牛肉用绞肉机绞成肉馅，加入生抽、白胡椒粉、姜粉、葱末、香油，搅拌均匀，加入花椒水，再搅拌均匀。加入荸荠碎、豆腐碎、少许盐，继续搅拌，直到肉馅搅上劲儿。
3. 取牛肉馅，制成一个一个的牛肉丸。水烧开后，放入牛肉丸，烧至8成熟后，捞出。
4. 冬瓜挖成球，放入牛肉丸汤里，至8成熟后，再倒入牛肉丸，直至煮熟。

四、百合绿豆粥

食材：大米15克、绿豆5克、鲜百合5克。

制作步骤：

1. 绿豆提前用30℃温水浸泡2小时；大米浸泡10分钟；鲜百合洗净，备用。
2. 绿豆和大米一起煮，大火煮开后，改为中火。
3. 绿豆煮熟后，放入鲜百合，再煮3分钟即可。

套餐4：微笑熊猫＋奥尔良烤鸡翅＋西芹百合炒腰果＋紫米葡萄干粥

一、微笑熊猫

食材：富强粉45克、豆沙馅10克、黑巧克力5克、黑芝麻3克，酵母、白糖适量。

制作步骤：

1. 富强粉加入酵母，用温水和成面团，醒发1小时。
2. 黑芝麻焙熟后，用擀面杖碾碎，加一点白糖与豆沙馅，和成馅，待用。
3. 面团做成若干个小剂子，取一个小剂子，擀成圆形面皮，包上和好的芝麻豆沙馅。
4. 黑巧克力化开后，加一点富强粉，揉成小面团。用巧克力面团做熊猫的眼睛、眉毛和嘴巴，小白面团做眼珠。将做好的熊猫面坯上屉醒发10分钟，然后汽蒸30分钟。

三、西芹百合炒腰果

食材：西芹60克、鲜百合10克、胡萝卜10克、熟腰果5克，油、葱丝、姜丝、盐适量。

制作步骤：

1. 西芹、胡萝卜洗净，切成1厘米厚的薄片。
2. 热油爆香葱丝、姜丝，放入西芹片，煸炒8分钟后，放入胡萝卜片，继续煸炒10分钟，再放入鲜百合，煸炒2分钟即可。
3. 菜品成熟后，加盐调味，将熟腰果撒在上面，分餐时再搅匀。

二、奥尔良烤鸡翅

食材：鸡翅80克、奥尔良酱15克，油、花椒、料酒、葱丝、姜丝、生抽适量。

制作步骤：

1. 在鸡翅的外皮划3道2厘米长的刀口，再用葱丝、姜丝、生抽、花椒、料酒、奥尔良酱调料腌制3个小时。
2. 鸡翅控水后，放在刷好一层油的烤盘中，烤箱温度180℃，烤20分钟即可。

四、紫米葡萄干粥

食材：大米15克、紫米5克、葡萄干5克。

制作步骤：

1. 紫米洗净，用30℃温水浸泡2小时；大米用凉水浸泡10分钟；葡萄干洗净，凉水浸泡30分钟。
2. 大米、紫米一起煮粥，将泡过米的水也加进去；粥煮至黏稠后，加入葡萄干，再煮5分钟即可。

> 🍳 **大厨说**
>
> 最后放入腰果，可以保持腰果的酥脆，口感更好。

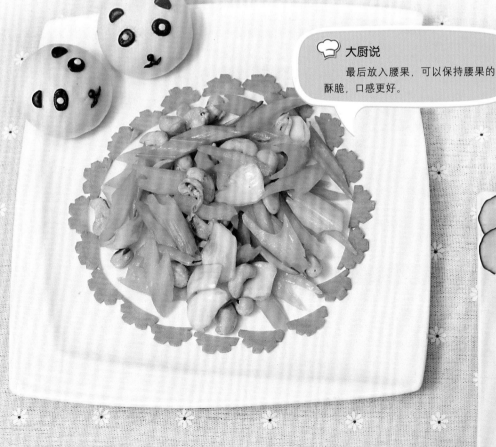

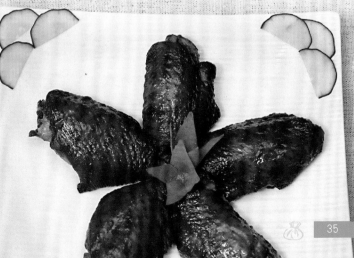

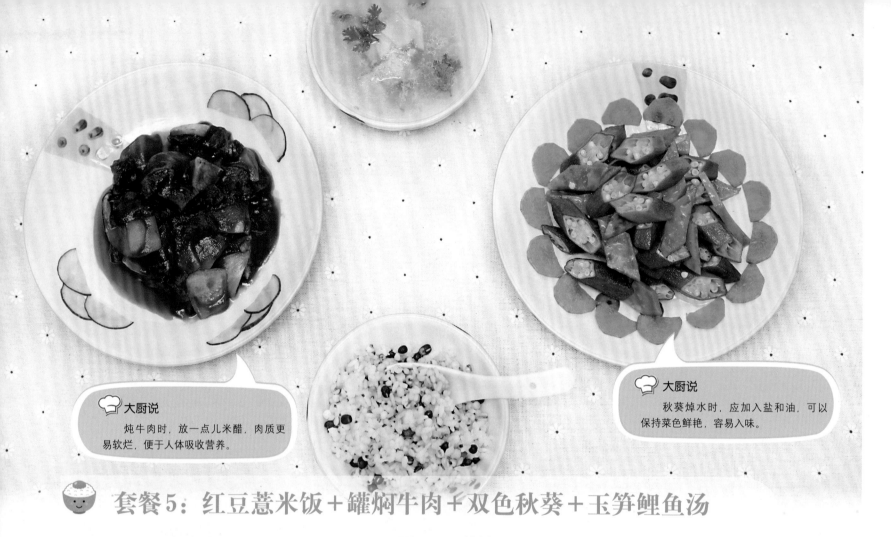

大厨说

炖牛肉时，放一点儿米醋，肉质更易软烂，便于人体吸收营养。

大厨说

秋葵焯水时，应加入盐和油，可以保持菜色鲜艳，容易入味。

套餐5：红豆薏米饭＋罐焖牛肉＋双色秋葵＋玉笋鲤鱼汤

一、红豆薏米饭

食材：大米30克、红豆10克、薏米5克。

制作步骤：

1. 红豆用40℃的温水浸泡3小时；薏米用40℃的温水浸泡4小时；大米用凉水浸泡10分钟。
2. 薏米和红豆放入锅中，加足水，烧开后，再煮3分钟。
3. 加入大米，煮开后，再改小火，熬制30分钟即可。

三、双色秋葵

食材：秋葵65克、火腿10克、油、盐、蒜末、姜末适量。

制作步骤：

1. 火腿切成1厘米左右的菱形片。
2. 烧开水，放入秋葵段、盐、油，焯一下，过凉，斜切成1厘米长的段。
3. 锅入底油，爆香蒜末、姜末，放入秋葵段，煸炒5分钟后，加入火腿片，再加入少许盐调味，翻炒3分钟后即可。

二、罐焖牛肉

食材：西红柿40克、牛肉30克、洋葱10克、胡萝卜、土豆、八角、黑胡椒粒、盐、料酒适量。

制作步骤：

1. 牛肉、西红柿、胡萝卜、洋葱、土豆切成2厘米见方的块。
2. 牛肉块先用开水焯一下，去除血沫和杂质。
3. 换锅温开水，加入牛肉块、八角、黑胡椒粒，煮至9成熟，加入盐、料酒，捞出，底汤留着备用。
4. 将洋葱块、西红柿块、牛肉块、胡萝卜块、土豆块和牛肉底汤一起放入焖罐中，中小火焖20～30分钟即可。

四、玉笋鲤鱼汤

食材：鲤鱼20克、北豆腐10克、玉兰片5克、香菜1克，油、葱丝、姜丝、花椒粒、盐适量。

制作步骤：

1. 鲤鱼收拾干净后，切大块；玉兰片、北豆腐切成1厘米见方的丁；香菜择洗干净，切末。
2. 热油爆香葱丝、姜丝，加入水、鲤鱼块，再加入几粒花椒粒，大火烧开后改为小火。
3. 放入切好的玉兰片丁，至9成熟后，放入北豆腐丁，加盐调味，炖5分钟后关火，撒入香菜末即可。

套餐6：山药红枣豌豆饭＋海带炖猪肉＋小炒莴笋丝＋翡翠白玉汤

一、山药红枣豌豆饭

食材：大米45克、山药10克、干小枣3克、豌豆2克。

制作步骤：

1. 干小枣用30℃的温水浸泡2～3小时；大米用凉水浸泡15分钟；山药去皮，切成0.5厘米见方的丁。
2. 将大米、山药丁、豌豆按照一层米、一层山药丁、一层米、一层豌豆的顺序铺好，最上面均匀地铺上一层小枣，中间放一点豌豆，上屉蒸30分钟。

二、海带炖猪肉

食材：后臀尖30克、干海带结20克，油、葱丝、姜丝、八角、盐适量。

制作步骤：

1. 干海带结泡发，待用；后臀尖泡水1小时，去血水，切成1.5厘米见方的丁。
2. 锅入底油，爆香葱丝、姜丝、八角，放入猪肉丁，加入开水，大火炖煮。
3. 开锅后，放入海带结，转中火，继续炖20分钟后，加盐调味。再炖20分钟后，关火，焖10分钟即可。

三、小炒莴笋丝

食材：莴笋70克、胡萝卜20克、杏鲍菇10克，油、葱丝、姜丝、盐适量。

制作步骤：

1. 莴笋、胡萝卜、杏鲍菇洗净，切成细丝；杏鲍菇焯水至8成熟。
2. 锅入底油，葱丝、姜丝炝锅后，先炒胡萝卜丝，至8成熟后，再放杏鲍菇丝和莴笋丝，煸炒8分钟，加盐调味即可。

四、翡翠白玉汤

食材：小白菜20克、豆腐10克、枸杞1克，油、葱花、盐、水淀粉、香油适量。

制作步骤：

1. 小白菜先焯水，再切成0.5厘米长的小段；豆腐切成1厘米见方的丁；枸杞提前清洗、浸泡。
2. 锅入底油，葱花炝锅后，煸炒小白菜段3分钟，加水和豆腐丁。开锅后，入水淀粉勾芡，加盐调味，出锅前淋香油、撒枸杞。

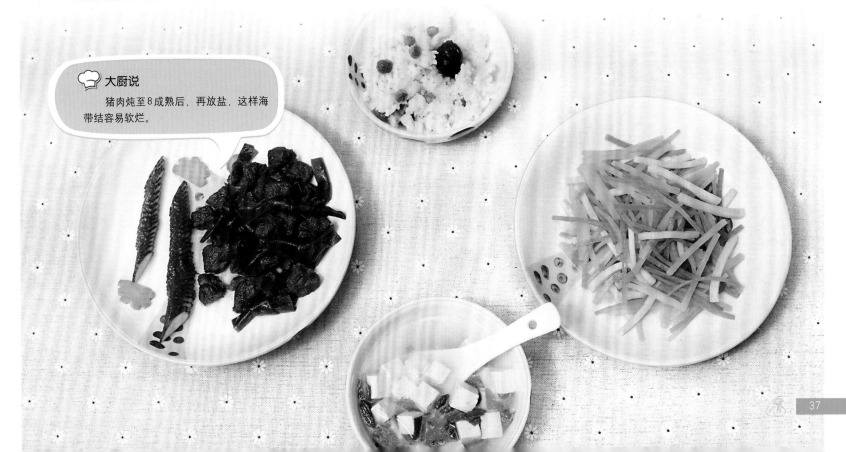

大厨说

猪肉炖至8成熟后，再放盐，这样海带结容易软烂。

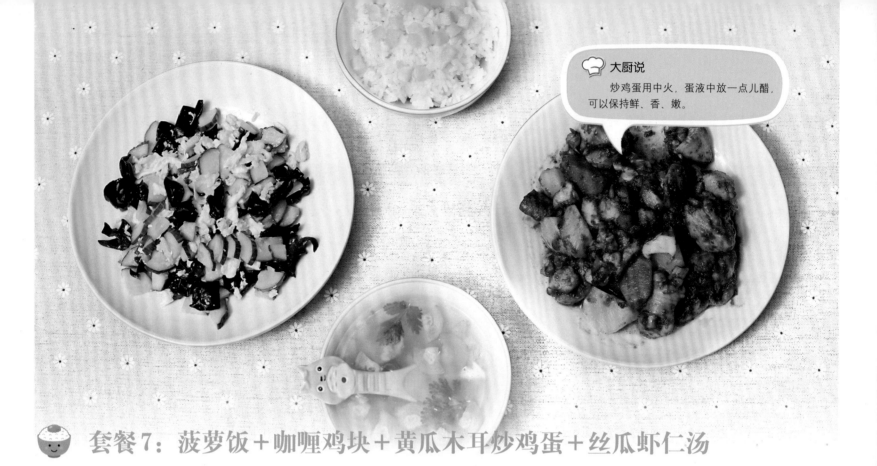

大厨说

炒鸡蛋用中火，蛋液中放一点儿醋，可以保持鲜、香、嫩。

套餐7：菠萝饭+咖喱鸡块+黄瓜木耳炒鸡蛋+丝瓜虾仁汤

一、菠萝饭

食材：大米45克、菠萝10克、糯米5克。

制作步骤：

1. 糯米用30℃温水浸泡1~2小时，与大米同时放入蒸锅，蒸熟，备用。

2. 菠萝冲洗一下，叶子切掉，从距果肉顶端3厘米处切开，用小刀将菠萝肉挖出来。挖的时候，要注意留出1.2厘米的厚度。

3. 将蒸好的糯米饭盛出来，挖出来的菠萝肉切成小块，把菠萝块放入糯米饭中，搅拌均匀，放入菠萝盅里，再蒸10分钟即可。

三、黄瓜木耳炒鸡蛋

食材：黄瓜60克、鸡蛋35克、木耳5克，油、葱丝、姜丝、盐、醋适量。

制作步骤：

1. 鸡蛋打散，放一点盐和醋，搅拌均匀。用油先炒鸡蛋，将鸡蛋炒至嫩黄色，盛出，备用。

2. 黄瓜切成扇形薄片，木耳切成2厘米见方的片。

3. 锅入底油，爆香葱丝、姜丝后，先炒木耳，再炒黄瓜，加盐调味，炒至8成熟后，放入炒好的鸡蛋，成熟后出锅。

二、咖喱鸡块

食材：莴笋35克、鸡腿肉30克、胡萝卜20克，料酒、油、葱花、姜、盐、咖喱适量。

制作步骤：

1. 鸡腿肉切成2.5厘米见方的小块；莴笋、胡萝卜、一部分的姜切滚刀块，一部分的姜切成丝。

2. 锅中入水，放入料酒和姜片，把鸡肉块焯一下，去腥，盛出，沥干水分，备用。

3. 热锅热油，下入莴笋块、胡萝卜块，翻炒1分钟后，盛出。

4. 锅入底油，爆香葱花、姜丝后，再放入鸡肉块，翻炒，鸡肉块变色后，放入莴笋块、胡萝卜块，翻炒，5分钟后加入开水，没过所有的食材，加盐调味。

5. 大火开锅后，转小火，再炖15分钟，放入咖喱，收汁即可。

四、丝瓜虾仁汤

食材：丝瓜25克、虾仁10克、香菜1克，油、葱花、姜片、料酒、盐、水淀粉、香油适量。

制作步骤：

1. 丝瓜切成1.5厘米长的小段；虾仁切成1厘米长的小丁，用葱花、姜片、料酒、盐腌制30分钟；香菜择洗干净，切末。

2. 锅入底油，放入葱花和姜片，煸香后加水，开锅后放入丝瓜段，烧至8成熟后，放入虾仁丁，翻炒5分钟后，放入水淀粉勾芡，加盐调味。烧开后，关火。出锅前，撒香菜末、淋香油。

套餐8：红枣米饭+珍珠牛肉丸子+蒜蓉豇豆+金针菇素菜羹

一、红枣米饭

食材：大米50克、红枣5克。

制作步骤：

1. 红枣用30℃的温水浸泡2小时；大米洗净，浸泡10分钟。

2. 按照一层米、一层枣的顺序码放，上屉汽蒸20分钟，关火，焖15分钟即可。

二、珍珠牛肉丸子

食材：牛肉馅30克、糯米15克、荸荠10克、豆腐5克，葱、盐适量。

制作步骤：

1. 糯米掏洗干净后，浸泡2小时，沥水后备用；荸荠、豆腐切成末；葱切末，加盐，全部放入牛肉馅里搅拌均匀。

2. 牛肉馅制成牛肉丸，让每一个牛肉丸的表面都均匀地粘满糯米，摆在蒸屉上，大火蒸15分钟，关火焖2分钟即可。

三、蒜蓉豇豆

食材：豇豆75克、蒜5克，油、葱丝、姜丝、盐适量。

制作步骤：

1. 豇豆洗净，切成1.5厘米长的小段；蒜切成蒜蓉，备用。

2. 热油爆香葱丝、姜丝后，将蒜蓉煸至微黄，放入豇豆段，煸炒变色后，加开水炖熟，加盐调味即可。

四、金针菇素菜羹

食材：金针菇20克、油菜20克、枸杞2克，油、葱花、盐、水淀粉适量。

制作步骤：

1. 枸杞用30℃的温水浸泡1小时；金针菇洗净，切成1厘米长的小段；油菜洗净，切成0.5厘米长的小段，备用。

2. 锅入底油，爆香葱花，煸炒油菜段3分钟后，加入金针菇段，煸炒5分钟后，加入水。水烧开后，加入盐和枸杞，再用水淀粉勾芡，开锅即可。

大厨说

先煸炒蒜蓉，可以使蒜香味更浓郁。

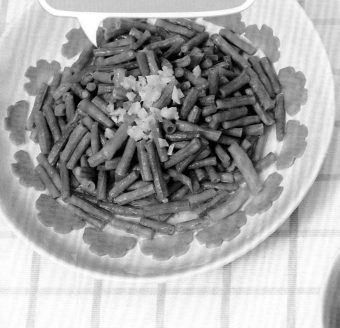

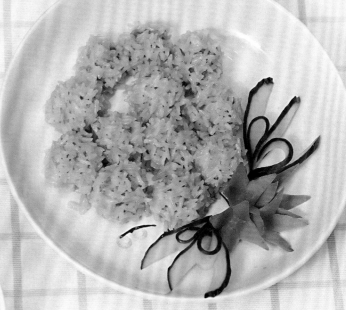

套餐9：火腿香葱卷＋五彩三文鱼＋豉香双色菜花＋什锦粥

一、火腿香葱卷

食材：面粉45克、火腿10克、大葱5克，酵母、花生油、盐、葱花适量。

制作步骤：

1. 面粉加酵母和水，揉成光滑面团，醒发1小时；大葱切成葱花，加入花生油和盐，拌匀，待用；火腿切成0.5厘米见方的小丁。
2. 面团擀成稍厚一点的圆形大面皮，上面先铺一层葱花，再均匀地撒上一层火腿丁，用擀面杖在火腿丁、葱花上轻轻地擀压一遍。
3. 将面皮从头卷到尾，卷成长卷，接口处压实。将做好的火腿香葱卷面坯放入蒸屉，醒发10分钟，大火汽蒸30分钟即可。

二、五彩三文鱼

食材：三文鱼60克、胡萝卜25克、青豆20克、香菇5克，冬笋、油、盐、酱油适量。

制作步骤：

1. 将三文鱼、胡萝卜、香菇、冬笋切丁，备用。
2. 热锅温油，将青豆下锅，炒至出味，再将冬笋丁下锅，一同炒至出味，将胡萝卜丁下锅，煸炒至熟。
3. 另起锅，加油，将三文鱼丁下锅，煎至表面微黄，盛出，放入炒锅内，加盐调味，再加入适量的酱油提鲜，煸炒2分钟即可。

三、豉香双色菜花

食材：西蓝花60克、菜花30克、豆豉10克，油、姜片、蒜片、生抽、盐适量。

制作步骤：

1. 西蓝花、菜花掰成小朵，洗净，分别焯水，菜花稍变色即可捞出，控水。
2. 锅入底油，爆香姜片、蒜片，加入西蓝花和菜花小朵，翻炒，再用生抽、盐、豆豉调味，继续翻炒至成熟。

四、什锦粥

食材：大米15克、薏米5克、燕麦5克、葡萄干3克。

制作步骤：

1. 薏米用温水浸泡3～4小时；燕麦浸泡2～3小时；葡萄干浸泡20分钟；大米浸泡15分钟。
2. 先煮薏米15分钟后，再放入燕麦和大米，煮至黏稠后，加入葡萄干即可。

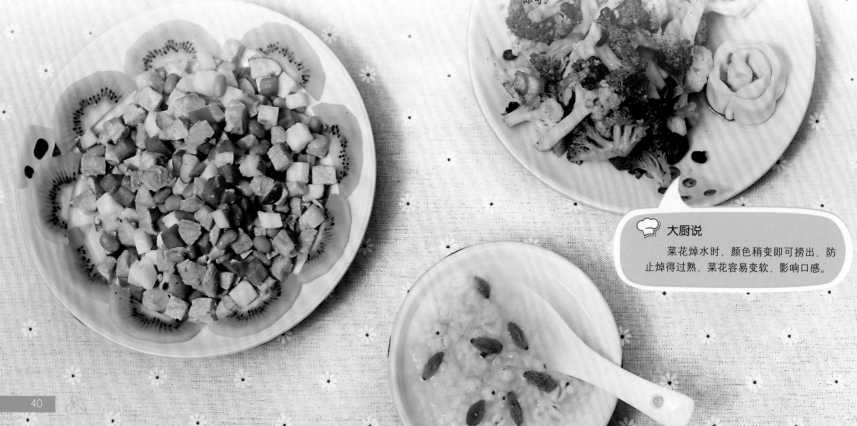

> **大厨说**
>
> 菜花焯水时，颜色稍变即可捞出，防止焯得过熟，菜花容易变软，影响口感。

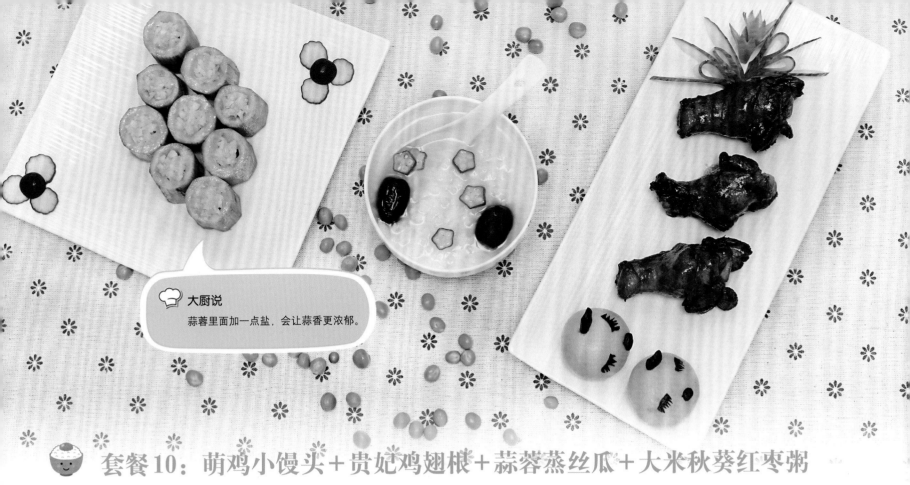

套餐10：萌鸡小馒头＋贵妃鸡翅根＋蒜蓉蒸丝瓜＋大米秋葵红枣粥

一、萌鸡小馒头

食材：牛奶50毫升、面粉40克、南瓜15克、蔓越莓干2克、酵母适量。

制作步骤：

1. 南瓜蒸熟后，碾成泥，与面粉、酵母、水、牛奶一起揉成光滑的面团，醒发1小时；蔓越莓干用凉水泡15分钟，捞出，控水。
2. 面团分成若干个小剂子，揉圆、揉光滑。用剪刀把蔓越莓干剪成小鸡的鸡冠、眼睛、嘴巴，和面团组成小鸡的造型，醒发10分钟，上屉，汽蒸30分钟即可。

二、贵妃鸡翅根

食材：鸡翅根60克、冰糖5克、米酒5克，葱段、姜片、料酒、白胡椒粉、盐、花椒、冰糖、油适量。

制作步骤：

1. 鸡翅根洗净，锅中放入清水、葱段和姜片，加入料酒，再放入鸡翅根，焯水，撒上少许白胡椒粉和盐，淋上米酒，腌制一会儿。
2. 热锅凉油，放入葱段、姜片、花椒和冰糖，熬至冰糖溶化、冒泡后，放入鸡翅根翻炒，使鸡翅根上色，再加入米酒，翻炒1分钟后，加入清水，大火烧开后，转小火，用盐调味，煨20～30分钟，收汁即可。

三、蒜蓉蒸丝瓜

食材：丝瓜70克、大蒜30克，油、盐适量。

制作步骤：

1. 丝瓜洗净，去皮，切成2厘米长的丝瓜段，再用小勺挖出丝瓜瓤，底部留0.3厘米厚度的丝瓜，丝瓜壁留出0.3厘米的厚度；大蒜切成蒜蓉，加一点盐，搅拌均匀。
2. 热锅凉油，煸炒蒜蓉30秒，晾凉，放入丝瓜盅，与边缘平齐，上汽蒸10分钟即可。

四、大米秋葵红枣粥

食材：大米20克、秋葵10克、红枣5克。

制作步骤：

1. 大米用凉水泡15分钟；红枣用温水泡2小时；秋葵洗净、焯水、过凉，切成薄片。
2. 大米粥煮至8成熟，加入红枣，成熟后，加入秋葵，再煮3分钟即可。

第三节　秋季食谱篇

田园美滋味，享受天凉好个秋。秋三月，燥气当令，人体代谢机能由盛转衰。因此，在食谱搭配上应注意润燥、养肺、益气。秋季食物品种最为丰富，根据四季进补原则，秋宜平补。宜选择有营养又易于消化、吸收的食物，如鱼、瘦肉、禽蛋、秋梨、山药、银耳、牛奶、花生、豆制品等为冬令进补打好基础。

套餐1：熊猫包+红烧香菇鸡翅中+西红柿菜花+大米芝麻红枣粥

一、熊猫包

食材：牛奶100毫升、富强粉50克、豆沙馅10克、可可粉10克、鸡蛋、酵母适量。

制作步骤：

1. 牛奶加热至40℃，放入酵母，搅匀，至酵母溶解。往富强粉里打入半个鸡蛋，分3次倒入牛奶发酵水，和成面团。
2. 发酵后，用压面机将面团压好，取出压好的面团，搓成长条，用刀切成若干个小剂子。取一个剂子压扁，擀成圆形片，中间放入豆沙馅，包起来，做成豆沙包。
3. 取30克的白面团，加入可可粉揉匀，用棕色面团做出熊猫的耳朵、眼睛、嘴巴，粘在豆沙包上，制成熊猫豆沙包。
4. 将熊猫面坯上蒸屉，醒发10分钟，大火上汽蒸30分钟即可。

二、红烧香菇鸡翅中

食材：鸡翅中80克、干香菇5克，葱花、姜丝、油、盐、料酒、冰糖适量。

制作步骤：

1. 干香菇用热水泡软，切成小丁；鸡翅中洗净，待用。
2. 起油锅，放入冰糖，小火炒至冰糖溶化，呈浅咖啡色泡沫状，放入鸡翅中，翻炒上色。
3. 放入葱花、姜丝、料酒，翻炒均匀，再放入香菇、水、盐、大火烧开，加盖，用中小火焖30分钟，中间随时翻动，开盖后，大火烧至汤汁黏稠，出锅。

三、西红柿菜花

食材：菜花80克、西红柿20克、番茄沙司10克、腰果5克，盐、油适量。

制作步骤：

1. 菜花洗净，切小朵，焯至5分熟，捞出，沥水；西红柿洗净，切小块。
2. 热锅热油，倒入西红柿块，翻炒，稍后再加入盐，放入菜花小朵，再加入番茄沙司，继续炒1分钟，加入腰果，再翻炒至西红柿块全部烂熟即可。

四、大米芝麻红枣粥

食材：大米20克、黑芝麻5克、红枣5克。

制作步骤：

1. 大米洗净，锅里加入适量的清水，下米煮15分钟。
2. 加入黑芝麻后，继续熬煮15分钟，最后加入红枣，熬至黏稠即可。

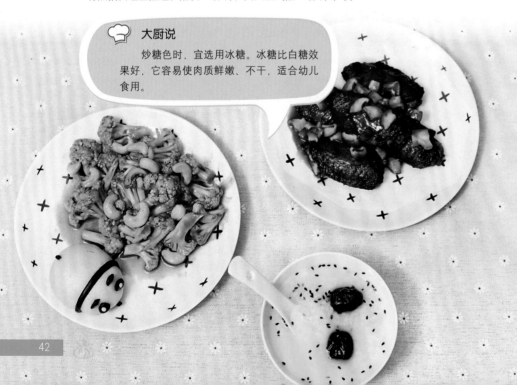

> 🧑‍🍳 **大厨说**
>
> 炒糖色时，宜选用冰糖。冰糖比白糖效果好，它容易使肉质鲜嫩、不干，适合幼儿食用。

套餐2：红豆二米饭＋洋葱炒牛柳＋果仁菠菜＋樱桃豆腐汤

一、红豆二米饭

食材：大米40克、小米10克、红豆5克。

制作步骤：

1. 小米淘洗干净；大米和红豆淘洗干净，用清水浸泡1小时。
2. 将以上食材一起放入蒸箱，加入清水，蒸30分钟即可。

三、果仁菠菜

食材：菠菜80克、花生米10克，葱花、油、盐适量。

制作步骤：

1. 菠菜洗净后，放入开水中焯烫30秒后，捞出，凉水浸泡，捞出，沥干，切成小段。
2. 花生米在烤箱中烤熟，去皮后，用擀面杖擀成花生碎。
3. 锅中倒油，将葱花爆香后，放入菠菜段，翻炒1分钟，加盐炒匀，出锅。将花生碎撒在菠菜段上，拌匀即可。

二、洋葱炒牛柳

食材：牛肉30克、洋葱30克、彩椒20克，葱花、蒜片、油、盐、白糖、料酒、生抽、胡椒粉、淀粉、蛋清、香油适量。

制作步骤：

1. 牛肉洗净，凉水凉肉，开锅焯5分钟，撇去浮沫，捞出，切条。牛柳加入白糖、少许料酒、胡椒粉、生抽、淀粉、蛋清，拌匀，腌制15分钟，入味，再加入少许香油，拌匀。
2. 洋葱去皮，切丝；彩椒洗净，切丝。
3. 热油翻炒牛柳至变色，盛出。
4. 锅入底油，爆香葱花、蒜片，倒入洋葱丝，翻炒，再加白糖、盐和胡椒粉调味，倒入牛柳、彩椒丝，翻炒均匀即可。

四、樱桃豆腐汤

食材：圣女果20克、北豆腐10克、香菜1克，油、盐、水淀粉、高汤适量。

制作步骤：

1. 将北豆腐切成小丁，加少许盐，在开水里煮一下，焯去豆腥味；圣女果切片；香菜切末。
2. 热锅热油，先倒入圣女果片，略煸炒一下，加入适量高汤，烧开，放入北豆腐丁，加盐调味，用水淀粉勾芡。出锅前，撒上香菜末即可。

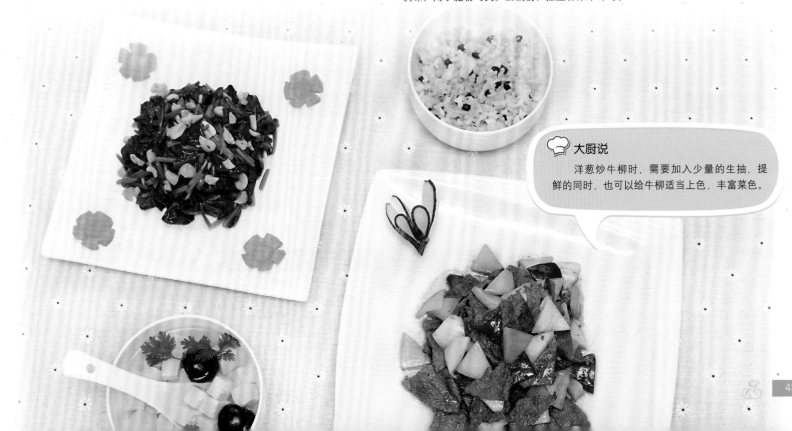

大厨说

洋葱炒牛柳时，需要加入少量的生抽，提鲜的同时，也可以给牛柳适当上色，丰富菜色。

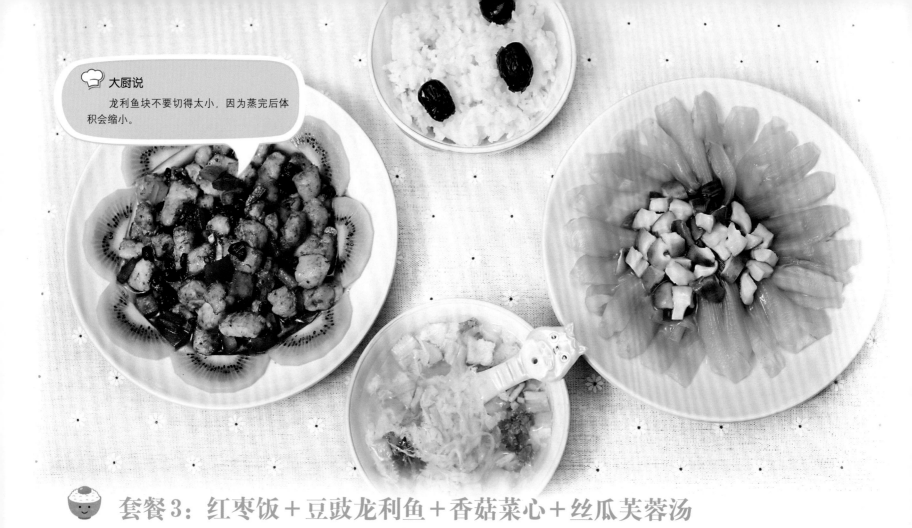

大厨说

龙利鱼块不要切得太小，因为蒸完后体积会缩小。

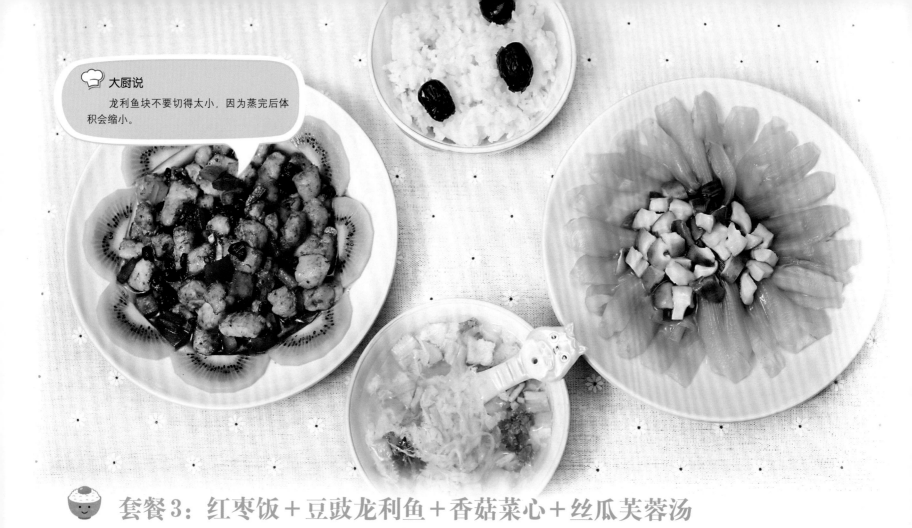

套餐3：红枣饭＋豆豉龙利鱼＋香菇菜心＋丝瓜芙蓉汤

一、红枣饭

食材：大米50克、红枣5克。

制作步骤：

1. 大米、红枣洗净。
2. 放入蒸屉，加水，蒸30分钟即可。

三、香菇菜心

食材：油菜70克、鲜香菇10克，葱花、姜片、油、盐、生抽、胡椒粉、水淀粉适量。

制作步骤：

1. 鲜香菇去蒂，洗净，切小块；油菜洗净，切小段，放入开水中，焯一下。
2. 锅入底油，爆香葱花和姜片，放入香菇块，翻炒一会儿。再倒入少量水，烧开，放入适量的盐、生抽、胡椒粉。待香菇块变软后，加入油菜段，用水淀粉勾芡，开锅即可。

二、豆豉龙利鱼

食材：龙利鱼80克、青椒10克、红甜椒10克、豆豉5克，葱、姜、生抽、料酒、盐适量。

制作步骤：

1. 龙利鱼洗净，沥干水分，切大小适中的块，加少许盐，抓匀，腌制一会儿；葱、姜切碎，加入豆豉、生抽和料酒拌匀；青椒和红甜椒洗净，切碎。
2. 龙利鱼块铺在盘子里，均匀地撒上拌好的调味料，放入蒸锅，蒸8分钟。在蒸好的龙利鱼肉上，撒些葱花、青椒碎和红甜椒碎。

四、丝瓜芙蓉汤

食材：丝瓜25克、鸡蛋20克、香菜1克，葱花、盐、香油适量。

制作步骤：

1. 丝瓜洗净，去皮，切片，焯2分钟；鸡蛋打散，备用；香菜择洗干净，切末。
2. 锅中烧水，开锅后，下入丝瓜片，煮2分钟，倒入蛋液，撒入葱花、盐，淋入香油，出锅前，撒上香菜末。

套餐4：毛毛虫＋蒜蓉粉丝蒸扇贝＋番茄冬瓜球＋黄瓜紫菜鸡蛋汤

一、毛毛虫

食材：牛奶100毫升、富强粉40克、广式香肠10克，紫薯、酵母、黑芝麻适量。

制作步骤：

1. 紫薯去皮，上锅蒸熟，碾成泥，凉透后，和富强粉一起放进盆里，用水化开酵母，加牛奶，和成紫薯面团，备用。
2. 将面团搓成长条，用刀切成若干个小剂子。
3. 取一个小剂子搓成细长条，缠绕在广式香肠上，取一小块白面团搓成小球，压扁，贴在紫薯面上，上面再粘上黑芝麻，做成眼睛。
4. 将毛毛虫面坯放入蒸屉，醒发10分钟，大火上汽，蒸30分钟即可。

二、蒜蓉粉丝蒸扇贝

食材：扇贝40克、粉丝40克、大蒜5克，油、盐、生抽、料酒适量。

制作步骤：

1. 洗净扇贝，只留下一面壳，取出贝肉，洗净泥沙；粉丝泡软；大蒜剁成蒜蓉，炒香。
2. 炒锅热油，加入适量生抽、盐、料酒和少量的水，调成汁。
3. 扇贝摆在盘里，把粉丝和蒜蓉放在贝肉上，浇上调好的汁，放入蒸屉，大火上汽，蒸15分钟即可。

三、番茄冬瓜球

食材：冬瓜80克，番茄酱、油、盐适量。

制作步骤：

1. 用挖球器把冬瓜挖成球状。
2. 热锅倒油，先下番茄酱煸炒，炒出汁后，加入冬瓜球，翻炒，再加入少许盐调味，加点水，稍微焖煮一会儿，出锅即可。

四、黄瓜紫菜鸡蛋汤

食材：鸡蛋20克、黄瓜15克、紫菜5克、香菜末1克，姜末、盐、香油适量。

制作步骤：

1. 紫菜洗净，撕成片；黄瓜洗净，切成片；鸡蛋打散，搅匀。
2. 锅内加清汤，大火烧沸，加姜末。开锅后，加入黄瓜片，烧开，撇去浮沫，下入紫菜和盐，慢慢倒入蛋液，出锅前淋上香油，撒上香菜末即可。

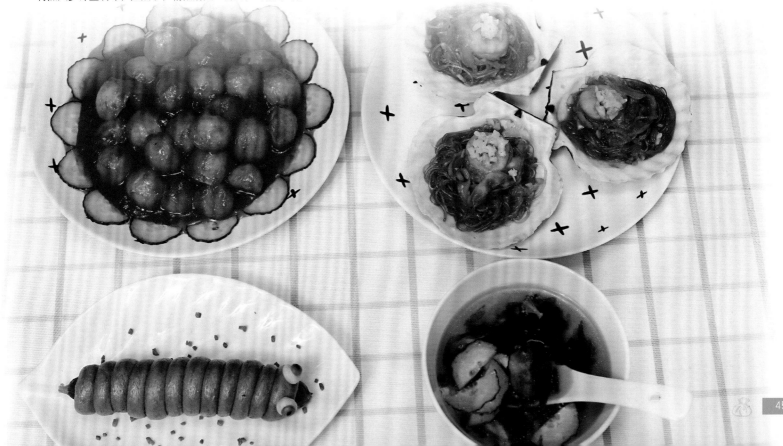

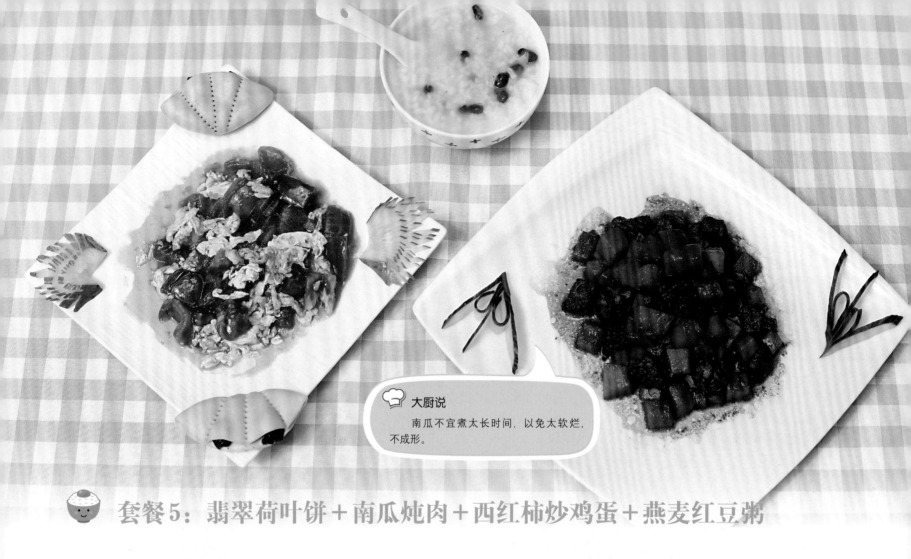

大厨说

南瓜不宜煮太长时间，以免太软烂，不成形。

套餐5：翡翠荷叶饼＋南瓜炖肉＋西红柿炒鸡蛋＋燕麦红豆粥

一、翡翠荷叶饼

食材：富强粉50克、菠菜5克、红枣2颗，油、酵母适量。

制作步骤：

1. 菠菜择洗干净，焯熟，加少许水，放入榨汁机中绞碎，过滤出汁。将菠菜汁和酵母、富强粉一起揉成绿色面团。
2. 将面团搓成长条，切成若干个大小适中的剂子，擀成圆面饼，在饼的一面刷上油，沿着饼的边缘放2颗红枣，对折。用梳子在饼上压印出虚线。
3. 将做好的面坯放入蒸屉，醒发10分钟，大火上汽，蒸30分钟即可。

三、西红柿炒鸡蛋

食材：西红柿100克、鸡蛋50克，葱花、油、盐、糖适量。

制作步骤：

1. 西红柿洗净，切块；鸡蛋打散，炒熟盛出，备用。
2. 锅入底油，爆香葱花，再放入西红柿块，翻炒，加少许糖，将炒好的鸡蛋倒入锅中，一起翻炒，加盐调味，炒匀即可。

二、南瓜炖肉

食材：南瓜40克、后臀尖30克，葱、姜、油、盐、酱油、糖适量。

制作步骤：

1. 南瓜洗净，切块；后臀尖洗净，切块，焯一下，去掉血沫；葱、姜洗净，切丝，备用。
2. 锅中倒入油烧热，爆香葱丝、姜丝，放入猪肉块翻炒，加入南瓜块、盐、酱油、糖炒匀，肉炒至金黄色时加入清水，盖上锅盖，大火煮沸后，再用小火炖煮50分钟即可。

四、燕麦红豆粥

食材：大米20克、燕麦5克、红豆5克、冰糖适量。

制作步骤：

1. 大米、燕麦、红豆洗净，浸泡1小时。
2. 加水煮粥，开锅后，再煮2小时。煮好后，加入适量的冰糖调味。

套餐6：芋头二米饭＋豌豆牛肉粒＋腰果莴笋炒山药＋紫菜蛋花汤

一、芋头二米饭

食材：大米40克、小米10克、芋头5克。

制作步骤：

1. 芋头洗净，去皮，切成小块；大米提前浸泡半小时。
2. 将以上3种食材拌匀，加入适量的水，蒸30分钟即可。

三、腰果莴笋炒山药

食材：莴笋80克、山药15克、腰果5克，油、盐、高汤适量。

制作步骤：

1. 莴笋、山药去皮，洗净，切块，焯一下，捞出，沥水；腰果放入烤箱，烤出香味，备用。
2. 热锅、热油，倒入莴笋块和山药块，加盐和高汤调味，出锅后撒入烤好的腰果。

二、豌豆牛肉粒

食材：牛肉35克、胡萝卜25克、豌豆20克，蒜片、油、生抽、水淀粉、料酒、盐、胡椒粉、高汤适量。

制作步骤：

1. 豌豆剥出，洗净；牛肉洗净，切成小块，胡萝卜去皮，洗净，切片，备用。
2. 牛肉粒中加入料酒、盐、少量胡椒粉和1勺水淀粉，拌匀，腌制15分钟。
3. 锅中加入开水，放入豌豆，焯熟，盛出，过凉，捞出，沥干水分。
4. 锅入底油，爆香蒜片，加入胡萝卜片、腌好的牛肉块翻炒，再加入豌豆、生抽、高汤和水淀粉，翻炒均匀即可。

四、紫菜蛋花汤

食材：鸡蛋20克、干紫菜5克，葱、盐、香油适量。

制作步骤：

1. 鸡蛋打散，加入少量盐，搅匀；葱洗净，切成葱花，备用。
2. 锅中加入清水烧沸，放入撕碎的干紫菜，调入适量的盐煮沸。
3. 将蛋液缓慢地转着圈地倒入汤里，大火煮沸，放入葱花，淋入少许香油即可。

👨‍🍳 **大厨说**

翻炒牛肉时间不宜过长，以免肉质变老，口感不好。

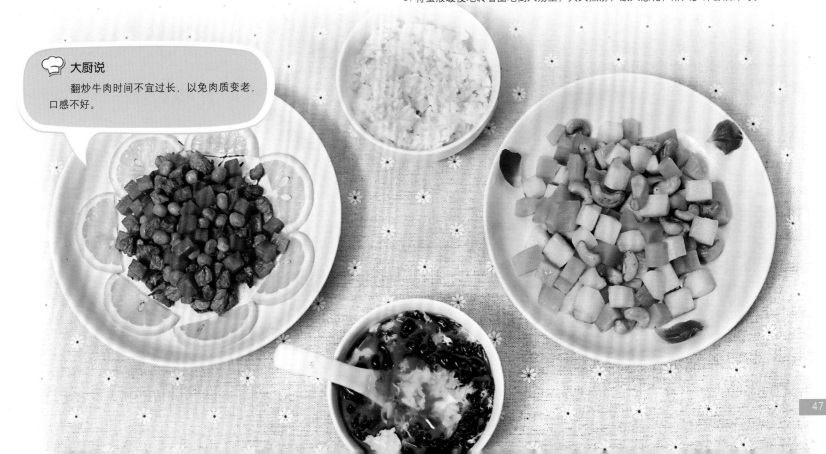

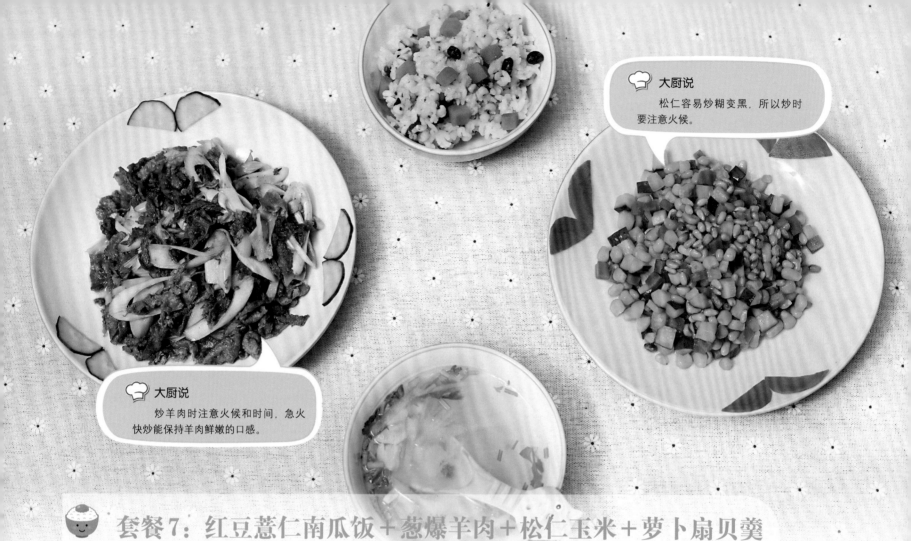

大厨说

松仁容易炒糊变黑，所以炒时要注意火候。

大厨说

炒羊肉时注意火候和时间，急火快炒能保持羊肉鲜嫩的口感。

套餐7：红豆薏仁南瓜饭＋葱爆羊肉＋松仁玉米＋萝卜扇贝羹

一、红豆薏仁南瓜饭

食材：大米50克、红豆10克、南瓜10克、薏米5克。

制作步骤：

1. 薏米浸泡4～5小时；南瓜去皮，切小块。
2. 将所有食材拌匀，加入适量的水，放入蒸屉，蒸30分钟。
3. 用饭铲再次拌匀，盖好锅盖，继续焖10分钟即可。

三、松仁玉米

食材：玉米粒30克、黄瓜25克、胡萝卜20克、松仁10克，油、盐、白糖、水淀粉适量。

制作步骤：

1. 黄瓜和胡萝卜去皮，洗净，切小丁。
2. 热锅放入松仁，不停地用铲子翻炒，至松仁稍变黄色时盛出。
3. 热锅下油，烧热后，下入玉米粒，大火炒至7成熟，放入黄瓜丁和胡萝卜丁，继续翻炒。放入盐、白糖，翻炒均匀后，用少许水淀粉勾芡。出锅后，撒上松仁，拌匀。

二、葱爆羊肉

食材：葱白35克、羊肉30克，油、生抽、白糖、盐、料酒、醋适量。

制作步骤：

1. 葱白切成葱段；羊肉切成小片。
2. 锅入底油，待油温至7成热时，放入羊肉片，快速翻炒2分钟，至羊肉片变白、微卷时，放入葱段，加入生抽、白糖、盐、少许料酒和醋，继续翻炒。待肉片全部变白，翻炒均匀后即可。

四、萝卜扇贝羹

食材：白萝卜20克、干贝5克、香菜1克，盐、高汤适量。

制作步骤：

1. 干贝用清水洗净，浸泡10分钟；白萝卜洗净，去皮，切成丝；香菜择洗干净，切末。
2. 干贝和白萝卜丝放入沸水，煮10分钟，放盐和少量高汤，出锅前撒入香菜末。

套餐8：平安果＋羊肉莲藕丸子＋炒三丝＋翡翠银丝汤

一、平安果

食材：面粉50克、红芯火龙果10克、酵母适量。

制作步骤：

1. 红芯火龙果洗净，去皮，榨汁；取一半的面粉、酵母加水，和成白色面团；另一半面粉加入红芯火龙果汁、酵母，和成红色面团；将两色面团擀成条状，拧成松散的麻花，再捏成混色的条状。
2. 将长条面团切成一个个小剂子，将小剂子揉成椭圆形。取一个剂子，擀成面皮，用剪刀剪成尖头的条形，做成苹果的叶子。用牙签把苹果的叶子压在椭圆形的剂子上，整理成苹果造型的面坯。
3. 面坯上蒸锅，醒发10分钟，大火上汽，蒸30分钟即可。

二、羊肉莲藕丸子

食材：莲藕50克、羊肉30克、鸡蛋25克、胡萝卜25克，豌豆、葱花、姜末、油、水淀粉、盐、胡椒粉适量。

制作步骤：

1. 莲藕和胡萝卜去皮，切小丁；鸡蛋打散，备用。
2. 羊肉绞成肉馅，加莲藕丁、葱花、姜末、蛋液、少许盐、胡椒粉，搅拌均匀。
3. 将羊肉馅做成小丸子，将小丸子煎熟。
4. 锅入底油，煸香豌豆和胡萝卜丁，放入小丸子，加入水淀粉勾芡，大火收汁，出锅即可。

三、炒三丝

食材：胡萝卜40克、土豆30克、青椒10克，油、盐适量。

制作步骤：

1. 胡萝卜、土豆洗净，去皮，和洗净的青椒切丝；胡萝卜丝和土豆丝焯一下，捞出，沥干。
2. 起油锅，放入3种丝翻炒，加盐和少量的水，继续翻炒至熟，出锅即可。

四、翡翠银丝汤

食材：小白菜50克、粉丝30克，姜、油、高汤、盐、胡椒粉、香油适量。

制作步骤：

1. 小白菜和姜洗净，小白菜切成小片，姜切丝；粉丝提前泡软。
2. 锅入底油，用姜丝炝锅，再下入小白菜片，略炒，加高汤、水和泡软的粉丝，稍煮一会儿，放盐、胡椒粉、香油即可。

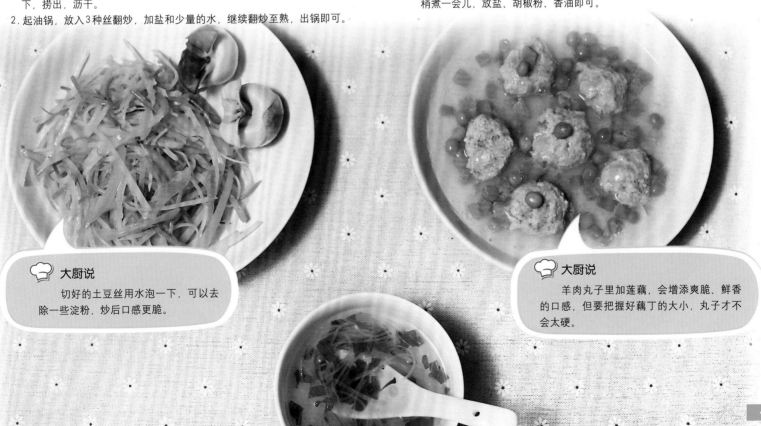

🧑‍🍳 **大厨说**
切好的土豆丝用水泡一下，可以去除一些淀粉，炒后口感更脆。

🧑‍🍳 **大厨说**
羊肉丸子里加莲藕，会增添爽脆、鲜香的口感，但要把握好藕丁的大小，丸子才不会太硬。

套餐9：豌豆火腿焖饭＋椒盐茄盒＋炒三色蔬＋虾皮香菜豆腐汤

一、豌豆火腿焖饭

食材：大米40克、火腿10克、豌豆10克、姜末、盐、胡椒粉适量。

制作步骤：

1. 大米淘净，浸泡10分钟；豌豆洗净；火腿切小丁。
2. 将火腿丁和豌豆煸炒出香味后，加入姜末，倒入大米，加入适量的盐和胡椒粉。
3. 将所有食材加水，放入蒸屉，蒸30分钟。

三、炒三色蔬

食材：茭白50克、紫甘蓝30克、青椒10克，姜、油、盐适量。

制作步骤：

1. 茭白去皮，切丝；紫甘蓝、青椒、姜切丝。
2. 起锅热油，爆香姜丝，放入茭白丝，翻炒，淋入少许水，以防止茭白炒焦。
3. 翻炒至茭白熟时，加入紫甘蓝丝和青椒丝，放入盐，炒匀后出锅。

二、椒盐茄盒

食材：猪肉30克、茄子25克、鸡蛋20克，葱末、姜末、油、淀粉、面粉、料酒、盐、胡椒粉、椒盐适量。

制作步骤：

1. 茄子洗净，切成圆形薄片，每两片为一组，底部不要切断，做成茄夹；鸡蛋打散；将猪肉绞成肉馅，加入葱末、姜末、料酒、淀粉、盐和胡椒粉，搅拌均匀。
2. 将面粉、淀粉、蛋液和少许清水，调和成面糊，待用。
3. 取适量肉馅，填入切好的茄夹中，制成茄盒。
4. 锅入底油，烧至6成热时，将茄盒放入面糊中均匀地裹上一层面糊，随即放入锅中，煎3分钟，待茄盒两面煎至金黄色，捞出，沥油，码入盘中，撒上椒盐即可。

四、虾皮香菜豆腐汤

食材：嫩豆腐30克、虾皮5克，香菜、水淀粉、盐、胡椒粉、香油适量。

制作步骤：

1. 嫩豆腐切小条；香菜洗净，切末。
2. 锅里加水，烧开，下入豆腐条和虾皮，煮一会儿。倒入适量的水淀粉，边倒边顺时针搅动，再放盐和少量胡椒粉调味，撒入香菜末，出锅前，淋上香油即可。

 大厨说

　　紫甘蓝炒后容易变色，所以要最后入锅，以保证颜色不变、口感爽脆。

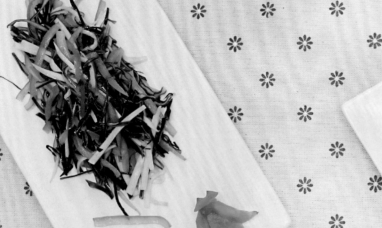

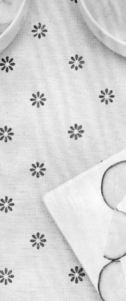

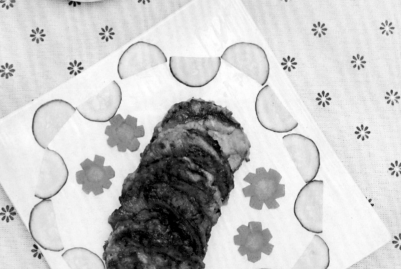

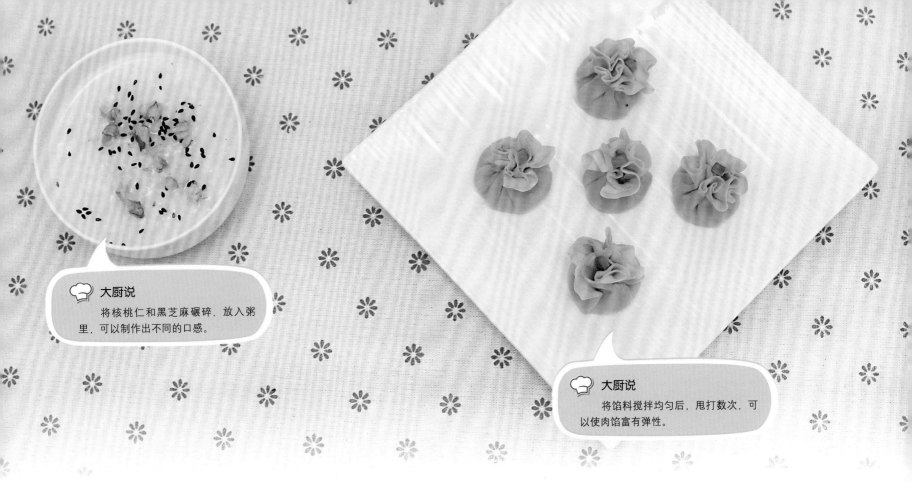

大厨说

将核桃仁和黑芝麻碾碎，放入粥里，可以制作出不同的口感。

大厨说

将馅料搅拌均匀后，甩打数次，可以使肉馅富有弹性。

 ## 套餐10：翡翠牛肉烧麦＋黑芝麻核桃粥

一、翡翠牛肉烧麦

食材：菠菜80克、面粉60克、牛肉30克、大葱20克、胡萝卜10克，青豆、油、盐、胡椒粉、生抽适量。

制作步骤：

1. 牛肉洗净，绞成肉馅；胡萝卜和大葱剁馅，加盐、胡椒粉、生抽，拌匀。
2. 菠菜榨汁，将菠菜汁加入面粉，再加热水，和成烫面面团，将面团做成若干个剂子，将剂子擀成烧麦皮。
3. 取一张烧麦皮，包入一大勺肉馅，皮由四周向中央包起，让肉馅露出，底部略压，使烧麦可以平放，烧麦上点缀胡萝卜碎和青豆。
4. 将蒸屉抹上一层油，再将烧麦摆在屉里，放入蒸锅，汽蒸15分钟即可。

二、黑芝麻核桃粥

食材：大米20克、核桃仁10克、黑芝麻5克、冰糖少量。

制作步骤：

1. 核桃仁和黑芝麻放入锅里炒香，小火炒5分钟。炒好后，用擀面杖碾碎。
2. 锅中放水，烧开，倒入大米，大火煮开，调小火慢慢煮，熬至黏稠状，放入冰糖，再放入核桃仁和黑芝麻碎，搅拌均匀，熬2分钟后出锅。

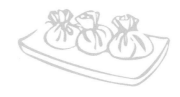

> 第四节　冬季食谱篇
>
> 冬季恋日餐，吃出暖暖的冬。冬季的严寒使人们新陈代谢升高，为了抵御严寒，可采用滋补的方式，在食谱中增加牛羊肉的摄入。冬季有色蔬菜品种减少，往往会造成某些维生素的缺乏，适当补充动物肝脏、胡萝卜、深色蔬菜、新鲜水果等含有维生素的食物，避免缺乏维生素给幼儿机体造成损害。

套餐1：果仁金银卷＋彩豆焖羊排＋什锦蔬菜＋冰糖紫米粥

一、果仁金银卷

食材：富强粉40克、玉米面10克、葡萄干5克、葵花子仁3克，酵母、盐适量。

制作步骤：

1. 富强粉加入酵母和水，和成面团，醒发至两倍大。
2. 取出面团，切开看有很多蜂窝，用力揉面，把气泡挤出去。
3. 取一块面剂擀成大圆片，撒上少许盐，均匀地抹上和好的玉米面、葵花子仁和洗干净的葡萄干。
4. 从下往上折叠，切成合适的段，然后在每段上均匀地划上几刀。将做好的面坯醒发30分钟，放在蒸屉里，蒸熟即可。

二、彩豆焖羊排

食材：小羊排40克、干黄豆5克、干青豆5克，葱花、姜丝、油、白糖、酱油、料酒、花椒水、盐适量。

制作步骤：

1. 提前把干黄豆、干青豆泡发。
2. 在锅中放入凉水，把切好的小羊排倒入锅里，大火烧开，撇去浮沫，捞出。
3. 锅入底油，加入适量白糖，炒糖色，放入羊排，翻炒至羊排上色，倒入事先泡好的黄豆和青豆，然后倒入酱油、料酒，同时倒入提前用开水泡好的花椒水，放葱花、姜丝，倒入没过羊排的开水，大火烧开，转小火炖30分钟，之后放盐。盖上锅盖，关火，焖1.5小时。点开火加热，看羊排软硬程度，再收汁即可！

三、什锦蔬菜

食材：胡萝卜30克、腐竹15克、香菇10克、干黑木耳5克，葱花、姜丝、油、白砂糖、盐适量。

制作步骤：

1. 胡萝卜、香菇洗净，切成片；腐竹、干黑木耳提前泡发，腐竹切成段，黑木耳撕成小片。
2. 起油锅，煸香葱花、姜丝后，放入黑木耳片、香菇片，翻炒，然后放入胡萝卜片、腐竹段，继续翻炒。加入白砂糖，炒至食材熟后，加入少许盐调味，翻炒均匀即可。

四、冰糖紫米粥

食材：大米10克、紫米5克、冰糖5克。

制作步骤：

1. 大米、紫米洗净，浸泡2个小时。
2. 水开后，倒入大米、紫米和适量的冰糖，小火慢熬40～50分钟，至软烂即可。

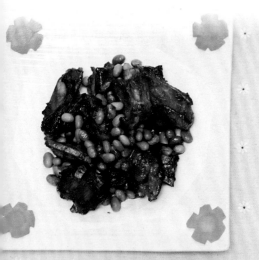

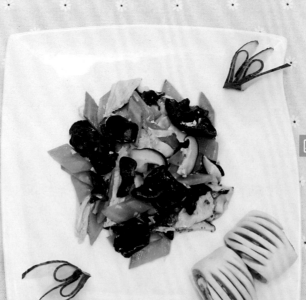

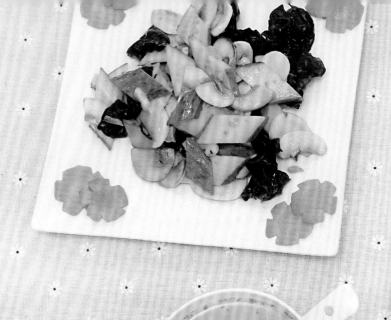

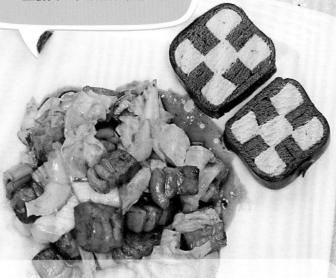

大厨说

豆泡剪个口子或切开，容易入味儿。

 套餐2：棋格馒头+白菜豆泡炖肉+口蘑瓜片+大米燕麦红枣粥

一、棋格馒头

食材：富强粉45克、可可粉15克，酵母、白糖适量。

制作步骤：

1. 富强粉加入酵母、白糖和温水，和成面团，醒发1小时；可可粉、富强粉加入适量的酵母和水，和成棕色面团，备用。

2. 把两种颜色的面团各揉成稍硬的方块，厚度1厘米，切成1厘米宽的长条，白色面团和棕色面团各切成5根。

3. 5根白色面团和4根棕色面团分3层摆放，第一层：白+棕+白，第二层：棕+白+棕，第三层：白+棕+白。

4. 把剩下的那一根棕色面团擀成薄片，并将做好的棋格馒头面坯完全包紧，两头不要管。

5. 上蒸屉醒发10分钟，大火上汽，蒸30分钟。待馒头彻底晾凉后，再切片。

三、口蘑瓜片

食材：口蘑45克、黄瓜35克、木耳3克，葱、姜、蒜、油、酱油、盐、糖、香油适量。

制作步骤：

1. 口蘑用淡盐水浸泡20分钟，洗净，切成片；木耳浸泡1小时后，洗净，撕成小片。

2. 沸水煮口蘑片，至冒白沫，再煮2分钟，捞出，用凉水冲干净，沥干。

3. 黄瓜洗净，切成片；葱、姜、蒜切末。

4. 炒锅中倒入油，大火烧至5成热时，倒入葱末、姜末、蒜末，煸出香味后，倒入口蘑片和木耳，炒1分钟后，加酱油、盐和糖，翻炒2分钟，再倒入黄瓜片，继续炒20秒即可，出锅前淋入少许香油。

二、白菜豆泡炖肉

食材：白菜45克、五花肉25克、豆泡10克，蒜片、葱花、料酒、酱油、糖、盐适量。

制作步骤：

1. 白菜洗净，切滚刀块；将五花肉切成3厘米见方的块，用沸水焯一下，去除血沫，捞出，控水。

2. 选用炸得稍老一些的豆泡，用水冲洗一下。将肉放入锅内，放入油、料酒、酱油、糖、蒜片，加水没过肉，用小火炖。炖至半熟时，加入豆泡和盐，水要没过豆泡，放入切好的白菜块，再炖一会儿。

3. 大火收汁，待汁浓、肉熟透、豆泡变软入味时，撒上葱花，盛出即可。

四、大米燕麦红枣粥

食材：大米20克、干小枣5克、燕麦2克。

制作步骤：

1. 大米洗净，用冷水浸泡30分钟，捞出，沥干水分；干小枣、燕麦洗净，去杂质。

2. 水烧开后，放入大米，用大火煮沸后，加入小枣、燕麦，转小火慢慢熬煮。熬煮时，用勺子多搅拌几次，煮至粥黏稠即可。

套餐3：卡通奇趣猫+清炖羊肉+五彩蔬菜粒+小米红薯粥

一、卡通奇趣猫

食材：面粉40克、南瓜20克、紫甘蓝10克、牛奶1袋，果仁馅、白糖、黑芝麻、薏仁米、酵母适量。

制作步骤：

1. 南瓜上锅，蒸熟；取一小块紫甘蓝，榨成汁。
2. 把南瓜压成泥，凉透后和面粉一起放进盆里，加入水、酵母、牛奶，和成南瓜面团；取少量面粉，加入紫甘蓝汁，和成紫色面团备用。
3. 用压面机将南瓜面团压好，取出压好的面团，搓成长条，用刀切成若干个小剂子。
4. 取一个小剂子压平，放入果仁馅，包成蒸饺形状。取两粒黑芝麻做成小猫的眼睛，一粒薏仁米放在中间做鼻子；在事先准备好的紫甘蓝面团上取一点面，搓成4个长条做猫的胡须，卡通猫面坯就做好啦！
5. 将卡通猫面坯放入蒸锅，醒发10分钟，大火上汽，蒸30分钟即可。

二、清炖羊肉

食材：白萝卜45克、羊肉30克、小葱5克，油、蒜头、姜片、红枣、香叶、花椒、八角、白酒、冰糖适量。

制作步骤：

1. 羊肉切块，小葱切末。锅中放入凉水，倒入羊肉块，烧开，撇去浮沫，捞出。
2. 把沥干的羊肉块放在干锅里，爆到出油，再盛出，备用。
3. 锅入底油，爆香蒜头、姜片、红枣、香叶、花椒和八角。
4. 再把处理过的羊肉块放进油锅里，爆香后，倒入150毫升的白酒，加入少许冰糖，淋过酒的羊肉就会变得更香。白萝卜切成1厘米见方的小块，放入锅中继续炖。待熟后，放入切好的小葱末即可。

三、五彩蔬菜粒

食材：玉米粒30克、胡萝卜25克、莲藕10克、豌豆10克、豆腐干5克，油、盐、水淀粉适量。

制作步骤：

1. 胡萝卜、莲藕洗净，去皮，切丁；豆腐干切丁。
2. 烧开半锅水，将豌豆倒进去，焯一下，再将胡萝卜丁、玉米粒、莲藕丁都倒进去，余烫至8成熟后，捞出，沥干水分。
3. 油锅烧热，将豆腐丁倒进去，炒出香味，将焯好的蔬菜全部倒进去，翻炒至水分干透，加盐调味，用水淀粉勾芡即可。

四、小米红薯粥

食材：小米15克、红薯10克、白糖2克。

制作步骤：

1. 红薯去皮，切成小块，和小米一起放入锅里，加清水，大火烧开后，转中火。
2. 中火再煮20～30分钟，至粥黏稠后，加一点白糖即可。

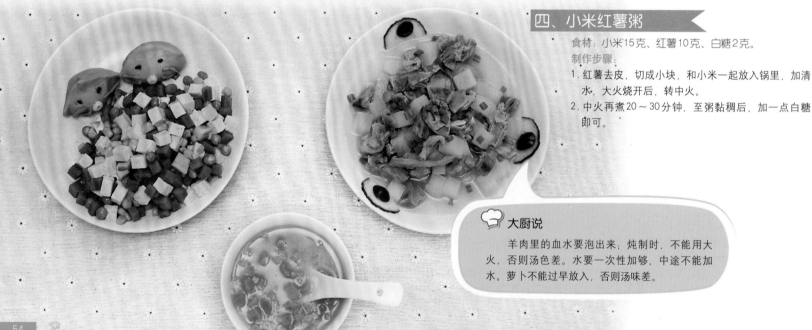

大厨说

羊肉里的血水要泡出来；炖制时，不能用大火，否则汤色差。水要一次性加够，中途不能加水。萝卜不能过早放入，否则汤味差。

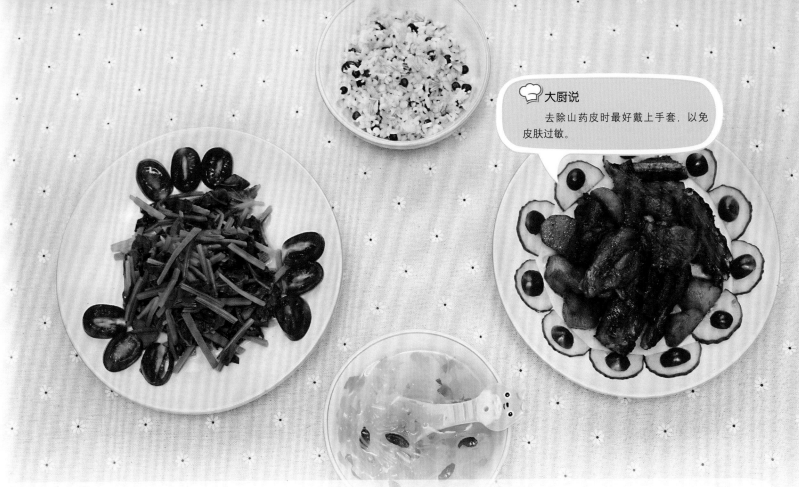

大厨说

去除山药皮时最好戴上手套，以免皮肤过敏。

套餐4：五谷丰登饭＋红烧山药羊排＋红根丝炒菠菜＋奶白菜粉丝汤

一、五谷丰登饭

食材：大米40克，小米、红豆、燕麦、高粱米、枸杞少许。

制作步骤：

1. 小米、燕麦、枸杞淘洗干净；大米、高粱米和红豆淘洗干净，清水浸泡1小时。
2. 将以上食材一起放入蒸屉，加入清水，蒸熟即可。

三、红根丝炒菠菜

食材：菠菜70克、胡萝卜10克，油、葱末、蒜末、盐、水淀粉适量。

制作步骤：

1. 胡萝卜去皮，洗净，切成丝；菠菜洗净，切成段。
2. 将菠菜段放入沸水中，焯30秒，捞出后，用冷水过凉，沥干。
3. 热锅放油，下入葱末、蒜末爆香，加入胡萝卜丝，炒至变软，放入菠菜段，炒匀。
4. 加盐调味，炒匀，最后倒入水淀粉，勾薄芡即可。

二、红烧山药羊排

食材：羊排40克，山药30克，油、白糖、酱油、料酒、花椒水、葱花、姜片、盐适量。

制作步骤：

1. 提前把山药去皮，洗净，切成滚刀块。
2. 在锅中放入凉水，把切好的羊排倒入锅里，烧开，撇去浮沫，捞出。
3. 锅入底油，烧至6成热，放入白糖，炒出糖色，放入羊排，翻炒上色，然后倒入酱油、料酒，同时倒入提前用开水泡好的花椒水，放入葱花、姜片，再倒入开水，没过羊排，大火炖，待开锅转小火，再炖30分钟，把山药块放入锅内，之后放盐，盖上锅盖，关火。
4. 炖好的羊排在锅里焖1.5小时，看羊排软硬程度，再点火、收汁即可。

四、奶白菜粉丝汤

食材：奶白菜20克、粉丝5克，枸杞、油、葱末、八角、盐、香油适量。

制作步骤：

1. 将奶白菜择去老叶，洗净，切丝；粉丝剪成10厘米长的段，用温水泡软。
2. 锅内放油，烧热，放入葱末、八角，煸炒出香味，加入奶白菜丝，稍加翻炒。
3. 放入足量的水、粉丝和盐，煮开，最后淋入香油，再撒上适量的枸杞即可。

套餐5：葡萄干金银饭＋西红柿炖牛腩＋双菇芥蓝＋白萝卜银耳汤

一、葡萄干金银饭

食材：大米45克、玉米糁5克、葡萄干5克。

制作步骤：

1. 将大米、葡萄干洗净；玉米糁洗净后，浸泡30分钟。
2. 以上3种食材混合，放入适量的水，上锅蒸30分钟即可。

三、双菇芥蓝

食材：草菇30克、香菇30克、芥蓝20克，油、盐、蒜蓉、水淀粉适量。

制作步骤：

1. 将芥蓝洗净，削去根部老皮，去黄叶，切成薄片，油盐水中焯一下，备用。
2. 将草菇、香菇洗净，切片，一起焯水，挤干水分，注意别挤碎。
3. 锅入底油，爆香蒜蓉，炒熟草菇片和香菇片，再倒入芥蓝片，翻炒，加盐调味，用水淀粉勾薄芡，出锅即可。

二、西红柿炖牛腩

食材：西红柿40克、牛腩30克，油、葱、姜、蒜、花椒、八角、小茴香、料酒、盐、胡椒粉、白糖适量。

制作步骤：

1. 将牛腩、西红柿洗净，切块；姜切片；葱切段；蒜剥皮，切碎。
2. 凉水牛肉下锅，焯水，撇去血沫，捞出，用温水洗净，待用。
3. 锅烧热后放油，煸香葱段、姜片、蒜末、花椒、八角、小茴香，放入牛肉块，翻炒，烹入料酒，加足开水，大火烧开，转小火炖1小时，使汤汁浓稠，放入切好的西红柿块，加盐、胡椒粉、白糖调味，再炖5分钟，直至西红柿软烂、出红油即可。

四、白萝卜银耳汤

食材：白萝卜20克、干银耳5克、枸杞1克、盐适量。

制作步骤：

1. 干银耳用温水泡发，剪去蒂，分成小朵，洗净，沥干水分；白萝卜去皮，切成菱形片。
2. 取一个锅，放入2/3的清水，大火滚沸后，放入银耳片、白萝卜片，烧开后，转为小火，煲至黏稠。关火，加盐调味，再放入枸杞即可。

> **大厨说**
> 此菜一定要急火快炒，以免炒得太软影响口感。

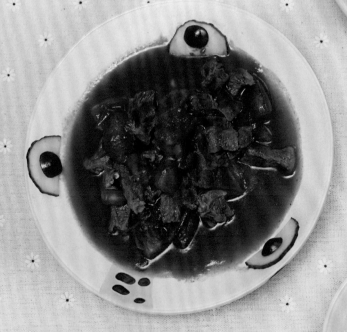

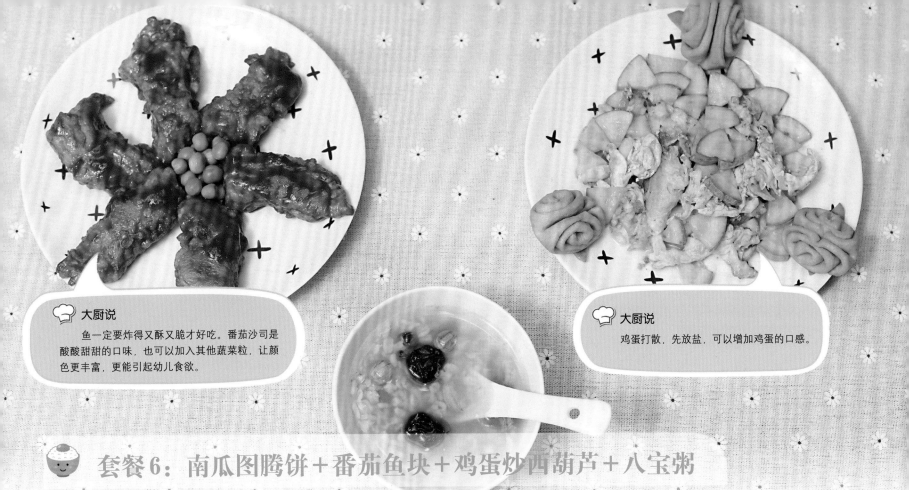

套餐6：南瓜图腾饼+番茄鱼块+鸡蛋炒西葫芦+八宝粥

一、南瓜图腾饼

食材：富强粉45克，南瓜10克，酵母、白糖、牛奶适量。

制作步骤：

1. 南瓜去皮，切大块，蒸熟；将富强粉、蒸熟的南瓜块、白糖、牛奶、酵母混合拌匀，揉成面团，醒发30分钟。
2. 将黄面团揉成长条状，横铺在案板上。面团表面刷一层油，由上到下卷起。
3. 把卷好的卷儿切成三角形，从中间尖角处用筷子压出花朵形，将底部再捏一下即可。
4. 面坯醒发10分钟，上屉蒸20分钟即可。

三、鸡蛋炒西葫芦

食材：西葫芦50克，鸡蛋30克，油、葱花、盐适量。

制作步骤：

1. 鸡蛋打散，加盐，搅匀；西葫芦去皮，洗净，切片。
2. 炒锅热油，蛋液入锅内，炒熟，备用。
3. 锅内热油，放入葱花爆香，西葫芦片下锅，翻炒，加盐调味。快熟时，加入炒好的鸡蛋，翻炒均匀即可。

二、番茄鱼块

食材：龙利鱼70克，番茄沙司10克，熟豌豆粒、油、料酒、盐、玉米淀粉适量。

制作步骤：

1. 将龙利鱼从中间切成两半，再切成4厘米见方的小块；用水浸泡30分钟，沥干，抹料酒和盐，裹上玉米淀粉，放入油锅中，炸熟，捞出，沥油。
2. 锅中放少许油和番茄沙司，倒入炸好的鱼块，再倒入熟豌豆粒，翻炒均匀即可。

四、八宝粥

食材：大米5克、红豆5克、花生5克、糯米5克、黑米5克、莲子3克、红枣3克、葡萄干2克、松子仁2克、冰糖适量。

制作步骤：

1. 将红豆和花生洗净，用水浸泡2小时，倒掉水，然后放入小锅里，加300毫升水，中火煮30分钟，关火；保留煮红豆和花生的水；莲子用水泡2小时，捞出，把莲芯去掉；红枣洗净，去核；葡萄干洗净；糯米和黑米淘净，浸泡2小时，捞出。
2. 取一个大汤锅，放入大米、红豆、花生、煮豆水、莲子、红枣、葡萄干、糯米、黑米、松子仁和2000毫升的水，用大火煮开。在锅上横放两根筷子，将锅盖放在筷子上，把火调至中火偏小火，煮1小时20分钟。期间，用勺子偶尔搅一下，以免煳锅底。加入冰糖，稍搅，小火煮30分钟即可。

套餐7：香肠玉兔卷＋虾仁豆腐＋滑熘地三鲜＋花生高粱米粥

一、香肠玉兔卷

食材：面粉45克、广味香肠10克，酵母、黑芝麻适量。

制作步骤：

1. 先把广味香肠烤熟，每根切成小段。
2. 把面粉放在盆里，加水和酵母，和成面团。
3. 用压面机将面团压好，搓成小剂子，再搓成手掌长的细长条。
4. 取一个细长条面团，两头对齐，卷入1/4香肠，打结成小兔子形状，整理造型。
5. 取两粒黑芝麻，装饰成兔子的眼睛，一个萌萌的香肠小兔卷就做好啦！
6. 将小兔卷面坯放入蒸锅，醒发10分钟，大火上汽，蒸30分钟即可。

二、虾仁豆腐

食材：北豆腐50克、虾仁30克、葱段3克，姜丝、油、盐、香油、淀粉适量。

制作步骤：

1. 虾仁中放入适量的盐和淀粉，抓腌均匀。
2. 北豆腐切小块，加盐，在开水中焯一下。
3. 葱段、姜丝放碗里，加入适量的盐和香油，调成汁儿。
4. 锅热后，倒入适量的油，下入豆腐块，正反面都微微煎一下。
5. 倒入调好的汁儿，加盖，煮5分钟，使豆腐块入味。倒入虾仁，至虾肉变红时，关火即可。

三、滑熘地三鲜

食材：土豆40克、茄子30克、青椒20克，油、葱花、蒜蓉、高汤、生抽、白糖、盐、水淀粉适量。

制作步骤：

1. 土豆和茄子去皮，切成滚刀块；青椒掰成小块。
2. 锅中倒入多一些的油，烧至7成热时，先将土豆块放入，炸至金黄色、略显透明时，捞出。
3. 再将茄子块倒入油锅，炸至金黄色，加入青椒块，稍炸一会儿，一起捞出。
4. 热油爆香葱花和蒜蓉，加入高汤、生抽、白糖、盐、茄子块、土豆块和青椒块，略烧。
5. 加入水淀粉勾芡，大火收汁即可。

四、花生高粱米粥

食材：大米15克、高粱米5克、花生5克。

制作步骤：

1. 高粱米和花生提前浸泡1小时。
2. 大米洗净，倒入事先泡好的高粱米和花生，加水，一起熬至黏稠即可。

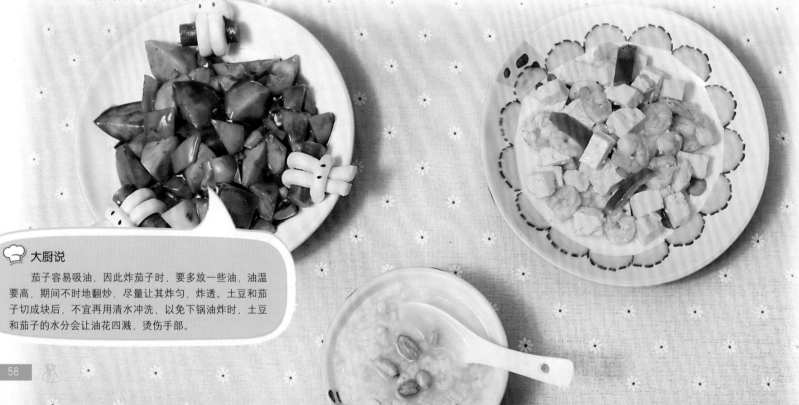

👨‍🍳 **大厨说**

茄子容易吸油，因此炸茄子时，要多放一些油，油温要高，期间不时地翻炒，尽量让其炸匀、炸透。土豆和茄子切成块后，不宜再用清水冲洗，以免下锅油炸时，土豆和茄子的水分会让油花四溅，烫伤手部。

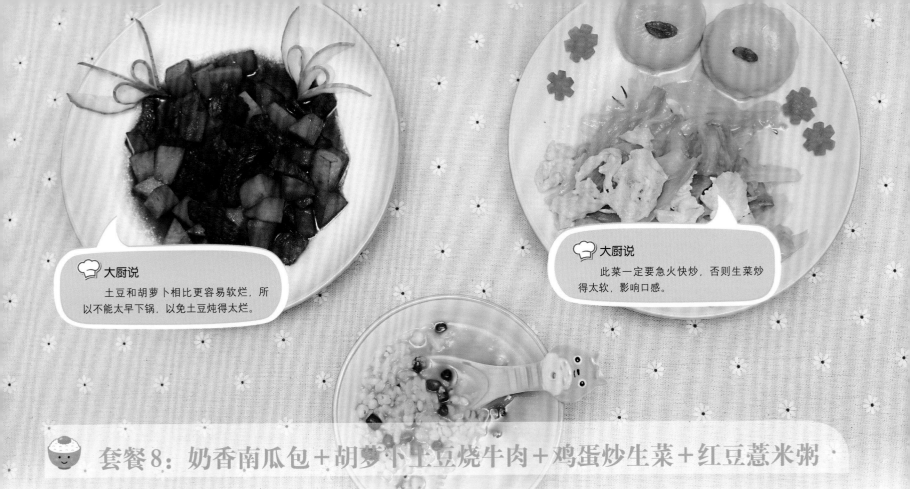

大厨说

土豆和胡萝卜相比更容易软烂，所以不能太早下锅，以免土豆炖得太烂。

大厨说

此菜一定要急火快炒，否则生菜炒得太软，影响口感。

套餐8：奶香南瓜包+胡萝卜土豆烧牛肉+鸡蛋炒生菜+红豆薏米粥

一、奶香南瓜包

食材：面粉50克、南瓜10克、豆沙馅5克，酵母、牛奶、葡萄干适量。

制作步骤：

1. 南瓜去皮，洗净，切大块，上锅蒸熟。
2. 把南瓜压成泥，凉透后，和面粉一起放进盆里，加入水、酵母、牛奶，和成南瓜面团。
3. 用压面机将南瓜面团压好，取出压好的面团，搓成长条，用刀切成若干个小剂子。
4. 取一个小剂子压平，包上豆沙馅，封口，揉圆，压成扁圆形，在上面放一粒葡萄干。
5. 上蒸锅醒发10分钟，大火上汽，蒸30分钟即可。

二、胡萝卜土豆烧牛肉

食材：土豆40克、牛肉30克、胡萝卜30克，油、花椒、八角、葱花、姜片、料酒、酱油、盐、白糖适量。

制作步骤：

1. 牛肉切成1厘米见方的块，焯水，撇去浮沫，沥干水分，备用。
2. 锅中油热后，放入花椒、八角、葱花、姜片，炒出香味后，放入牛肉块，翻炒均匀。
3. 加料酒、酱油，翻炒均匀后，倒入足量热水，没过牛肉块，大火煮沸，小火继续炖45分钟。
4. 土豆、胡萝卜切成1厘米见方的小块，放入锅中，煮25分钟，加盐、白糖，翻炒均匀，收至汤汁浓稠即可。

三、鸡蛋炒生菜

食材：生菜80克、鸡蛋35克，油、蒜末、盐适量。

制作步骤：

1. 生菜摘洗干净，撕成小片；鸡蛋打散，放盐，搅匀。
2. 热锅，入油，炒鸡蛋，装盘。
3. 锅中放入少许底油，爆香蒜末，放入生菜片，加盐调味，倒入炒好的鸡蛋，翻炒3分钟即可。

四、红豆薏米粥

食材：大米15克、红豆5克、薏米5克、冰糖3克。

制作步骤：

1. 红豆和薏米洗净，加水浸泡3～4个小时；大米淘洗干净。
2. 把所有食材一起放入锅中，加入适量的清水，熬至黏稠即可。

套餐9：老北京炸酱面＋彩虹蔬菜码＋秘制卤鸡蛋

一、老北京炸酱面

食材：猪前尖肉100克、切面70克，油、盐、料酒、蛋清、姜、蒜、黄酱、酱油、鸡精、胡椒粉、水淀粉、香油适量。

制作步骤：

1. 猪前尖肉洗净，切丁，加入少量的盐、料酒、蛋清拌匀；姜、蒜切成末；3大勺黄酱备用。

2. 锅内倒入适量油，大火烧至8成热，下入姜末、蒜末，煸炒出香味，然后下入肉丁，炒熟。

3. 改小火，下入黄酱，炒匀，然后加入一勺酱油、半碗水。炒匀后，小火烹5分钟，当酱汁收至稍浓时，加鸡精、胡椒粉调味，再加入少量水淀粉勾芡，浇上香油，关火，将酱料盛入碗中，备用。

4. 另取一锅，加入大半锅水，煮沸后，下入切面，再次沸腾后加少量冷水，如此反复3次后，将面条捞出，放入面码，搅拌均匀，即可食用。

二、彩虹蔬菜码

食材：心里美萝卜、黄瓜、胡萝卜、白萝卜、干黄豆适量。

制作步骤：

1. 心里美萝卜、黄瓜、胡萝卜、白萝卜洗净，切成丝。

2. 干黄豆提前泡好，煮熟。将以上各种食材整齐地码放在盘子里。

三、秘制卤鸡蛋

食材：鸡蛋50克，葱段、姜片、蒜片、花椒、八角、老抽、盐、白糖适量。

制作步骤：

1. 鸡蛋洗净，放进凉水里煮，水开后，煮5分钟取出，过凉，剥皮。

2. 换水后，再将鸡蛋放入水里煮，把葱段、姜片、蒜片、花椒、八角倒进去，加老抽、盐和白糖，煮开，注意要用小火。

3. 煮15分钟，至汤汁快没了的时候，关火即可。

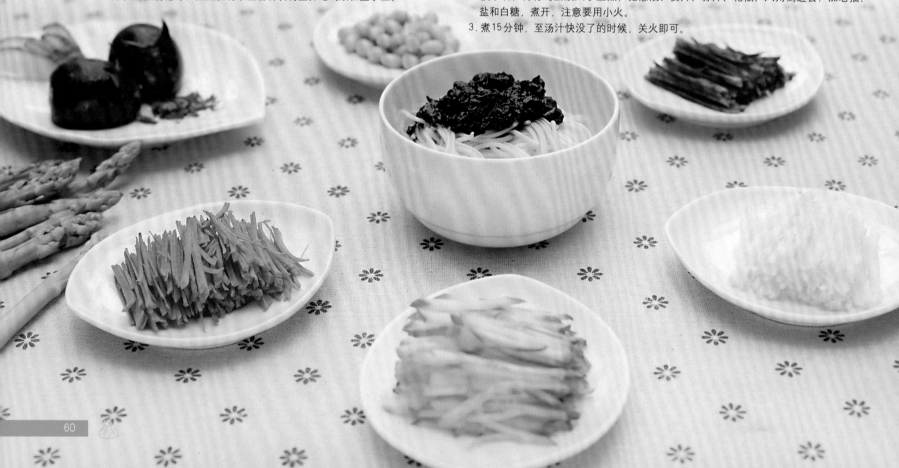

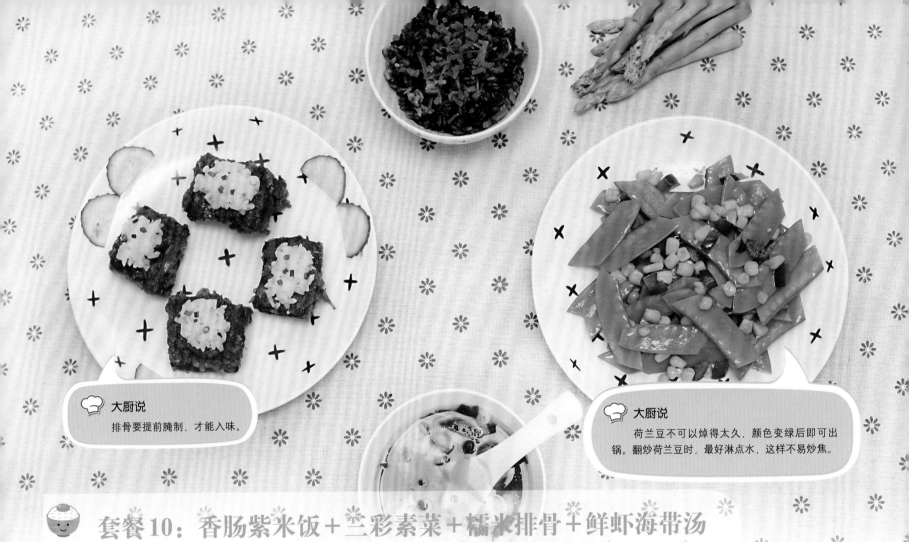

大厨说

排骨要提前腌制，才能入味。

大厨说

荷兰豆不可以焯得太久，颜色变绿后即可出锅。翻炒荷兰豆时，最好淋点水，这样不易炒焦。

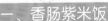 套餐10：香肠紫米饭＋三彩素菜＋糯米排骨＋鲜虾海带汤

一、香肠紫米饭

食材：大米40克、紫米10克、香肠10克。

制作步骤：

1. 紫米提前1小时泡好，洗净。
2. 香肠提前切成小丁。
3. 大米提前洗净，放入泡好的紫米和香肠丁，加入适量的水，上锅蒸熟即可。

二、三彩素菜

食材：荷兰豆40克、玉米粒5克、红甜椒5克、油、姜丝、盐适量。

制作步骤：

1. 荷兰豆、玉米粒洗净，入沸水焯一下；红甜椒洗净，切成丁。
2. 起锅热油，爆香姜丝，放入荷兰豆，翻炒几下，倒入玉米粒和红甜椒丁，翻炒，加盐调味即可。

三、糯米排骨

食材：猪小排40克、糯米10克，油、盐、五香粉、葱末、姜丝、酱油、蚝油、料酒适量。

制作步骤：

1. 猪小排剁小块，洗干净，沥干水分，放入油、盐、五香粉、葱末、姜丝、酱油、蚝油和料酒，腌制1小时。
2. 糯米提前泡好，将每一块排骨放在糯米里，滚一下。
3. 将粘满糯米的排骨摆放在蒸屉里，大火蒸制。水开后，转中火蒸40分钟。出锅后，撒上葱末即可。

四、鲜虾海带汤

食材：干海带15克、虾仁5克，嫩姜、盐、橄榄油适量。

制作步骤：

1. 虾仁去沙线，洗净；干海带泡发，切片；嫩姜切块。
2. 汤锅加入适量清水，煮开，将嫩姜块下锅，煮至出味。
3. 然后加入海带片，待海带片出味后，倒入虾仁。
4. 煮至虾仁变色后，加入盐和适量的橄榄油，稍煮片刻即可。

第五节　清真食谱篇

广义上的清真菜，是指信仰伊斯兰教的我国少数民族饮食菜肴，这些民族包括回族、维吾尔族、哈萨克族、塔吉克族等。

为了尊重回族等少数民族的饮食习惯，幼儿园开设了清真餐，秉承其在清真方面的饮食习惯，以做工精细考究的面食、色香味俱佳的牛、羊肉和乳制品为主，编制科学合理、膳食平衡的食谱，融入煎、炒、烩、蒸、烤等烹饪技法，搭配合理，营养均衡。在民族特色主食和牛、羊肉的做法上，大厨们经过反复尝试，梳理总结，较好地满足了这部分小朋友的需求。

套餐1：葱油酥饼+烤羊排+蒜蓉油麦菜+老酸奶

一、葱油酥饼

食材：面粉60克、葱花5克，油、五香粉、盐适量。

制作步骤：

1. 面粉和盐放入大碗中，冲入沸水，用筷子快速搅拌，再加入冷水拌匀，用手揉成光滑的面团，盖上湿布，醒发25分钟。
2. 准备油酥材料：面粉、葱花、五香粉和盐放入耐高温的容器中，搅匀。油烧至冒烟，倒入油酥材料，拌匀即可。
3. 醒好的面团取出，揉光滑。取其中一份面团擀薄，表面涂上油酥，卷起，搓成长条。把长条面卷成螺旋状的面坯，用手按扁，再擀成薄饼状。
4. 平底锅内放少许油（润锅即可），放入薄饼坯，小火慢慢烙至两面上色且熟透即可。

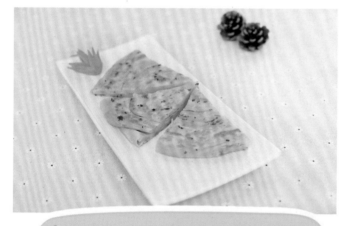

二、烤羊排

食材：羊肋排70克，盐、花椒、生抽、料酒、姜片、葱段、粗洋葱丝、香菜段、孜然粒、胡椒粒、独头蒜适量。

制作步骤：

1. 取炒锅，将盐炒热后，加入花椒，共同炒热；将羊肋排洗净，用刀尖在各面戳上若干个洞，放入盆中，加入炒过的盐和花椒，加入生抽、料酒、姜片、葱段、粗洋葱丝、香菜段，揉搓均匀后，放入保鲜盒，置于冰箱冷藏室中，腌制48小时。
2. 将羊排取出，放入盆中，将孜然粒用擀面杖擀碎，连同胡椒粒一起放入盆中，搓揉均匀，并敲打数次，然后静置2小时。
3. 烤箱预热至190℃，在烤盘底部铺一层锡纸，将腌羊排时用的粗洋葱丝、香菜段放入烤盘底层。将羊排和去了皮的独头蒜码放在烤盘里，将腌料均匀地倒在上面，用锡纸将羊排包裹紧密。
4. 将烤盘放入烤箱中层，上、下火各190℃，烤50分钟。将烤盘取出，去掉上层的锡纸，重新放回烤箱中，用200℃的温度烤40分钟（中途取出一次，翻面），使表层上色并松脆即可。

> **大厨说**
>
> 一定要选品种好的羊肉，才能保证烤出来的羊排鲜嫩。所有的腌料、调都要下足一些。腌的过程中，一定要多次揉搓羊肉，以便充分入味。

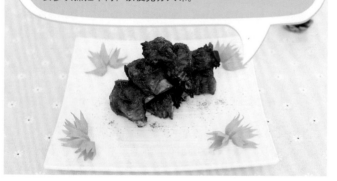

三、蒜蓉油麦菜

食材：油麦菜70克、蒜5克，油、盐适量。

制作步骤：

1. 油麦菜洗净；蒜剥皮，洗净，剁成蒜蓉。
2. 锅入底油，爆香蒜蓉，下油麦菜，大火不断翻炒。
3. 出锅前放点盐，翻炒均匀即可。

四、老酸奶

食材：牛奶200毫升、酸奶50毫升、白糖3克。

制作步骤：

1. 将白糖和牛奶混合加热，至刚刚烫手为宜，搅拌至白糖完全溶化。
2. 加入酸奶，搅拌均匀，中和之后，温度约为30℃，发酵比较快，如果酸奶的温度本来就是室温，牛奶就不要烧得太热，以免影响乳酸菌活性。
3. 搅拌均匀的奶液倒入发酵瓶中，正好是4瓶的量，大概每瓶150毫升。
4. 静置8～10小时后，酸奶就做好了。如果是晚上做的，第二天早晨就能喝到美味的酸奶了。

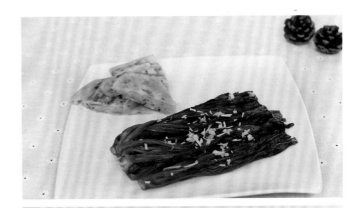

套餐2：兰州拉面+五香鸡蛋

一、兰州拉面

食材：面条50克、牛腱子肉15克、鸡翅根10克、白萝卜10克、香菜5克、小茴香2克、桂皮2克、花椒2克，八角1个，香叶1片，料酒、生抽、葱花、姜片适量。

制作步骤：

1. 牛腱子肉和鸡翅根洗净，凉水下锅，煮开后，撇去浮沫，捞出，牛腱子肉切成大片；白萝卜洗净，去皮，切片；香菜择洗干净，切成碎。
2. 锅内倒入适量的油，放入葱花、姜片，爆出香味，加入牛腱子肉片，再加入料酒、生抽和小茴香、八角、香叶、桂皮、花椒，翻炒片刻，加入开水，炖至8成熟，再放入鸡翅根，继续炖至软烂，放入白萝卜片，煮熟后，盛在大碗里。
3. 面条煮熟，捞出，放入炖好的肉里，撒上香菜碎即可。

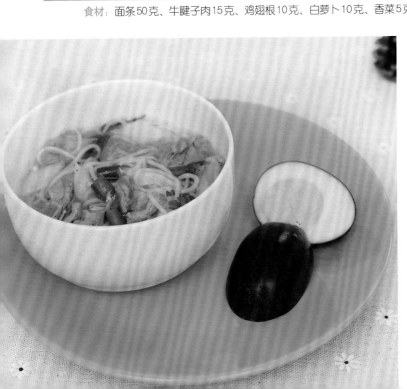

二、五香鸡蛋

食材：鸡蛋50克，姜片、花椒、八角、酱油、料酒、白糖、盐适量。

制作步骤：

1. 鸡蛋洗净，放进锅里，加水烧开，转中火煮5分钟，取出鸡蛋，剥去外壳。
2. 另起锅加水，放入姜片、花椒、八角、酱油、料酒、白糖、盐和去壳的鸡蛋。
3. 大火烧开，转小火煮30分钟，看到汤汁浓稠即可关火，浸泡12个小时即可。

套餐3：红糖小锅盔+醋熘木须+乾隆白菜+羊杂汤

一、红糖小锅盔

食材：面粉55克、红糖10克，酵母、油适量。

制作步骤：

1. 将酵母用温水化开，加入大部分面粉中，和成光滑面团，放在暖和的地方醒发1小时，发至两倍大；红糖加少量面粉，混合均匀，制成红糖馅。

2. 发酵好的面团加入油，揉均匀，再分成6等份的小剂。取一个小剂子，擀成中间厚、四周略薄的圆皮，放入红糖馅，像包包子一样将馅包起来，封口，擀成1厘米厚的小圆饼。

3. 锅底刷薄油，放入小圆饼，盖上锅盖，用小火将一面烙至金黄色，再翻面，盖上锅盖，烙至两面金黄色，熟了即可。

二、醋熘木须

食材：鸡蛋30克、牛肉25克、黑木耳10克、葱末5克，油、姜末、蒜末、料酒、生抽、醋、白糖、盐、淀粉、水淀粉适量。

制作步骤：

1. 牛肉切片，放点盐、料酒、生抽、淀粉腌制半小时；黑木耳洗净，撕成小片；鸡蛋打散，下油锅炒好备用。

2. 准备料汁：盐、生抽、料酒、醋、白糖适量，放入碗中，调匀。

3. 炒锅烧热，放油，下葱末、姜末、蒜末爆香，下入牛肉片翻炒，可以再加些料酒，待牛肉片变色后，再下黑木耳片，翻炒2分钟后，下入炒好的鸡蛋，同时把调好的料汁一起倒入，快速翻炒。如果感到汤汁多的话，可以淋些水淀粉勾芡，收汁即可。

三、乾隆白菜

食材：娃娃菜70克、粉丝10克，香菜末、蒜、芝麻酱、陈醋、白糖、盐、油适量。

制作步骤：

1. 娃娃菜洗净，切成丝；粉丝用热水泡软。

2. 芝麻酱、陈醋、白糖的比例为5：2：1，盐适量，将陈醋、白糖、盐倒入芝麻酱里，一起放入深一些的小盆里，然后用勺子搅拌成糊状。

3. 蒜捣成蒜蓉，或用油炒一些蒜蓉。

4. 把娃娃菜丝和粉丝用油炒一下，然后再撒上调好的芝麻酱、蒜蓉和香菜末。

四、羊杂汤

食材：羊肝15克、羊肉10克、青蒜叶5克，葱花、姜片、香菜末、料酒、盐适量。

制作步骤：

1. 羊肝、羊肉洗净，切小片；羊肝焯水，捞出；青蒜叶洗净，切段。

2. 取汤锅，放入羊肝片和羊肉片，加满水，加葱花、姜片、料酒，烧开后加盖，改小火慢炖，至肉烂、汤白时，加盐调味。

3. 取一碗加入香菜末，再加上煮好的羊杂汤，撒上少许青蒜叶段即可。

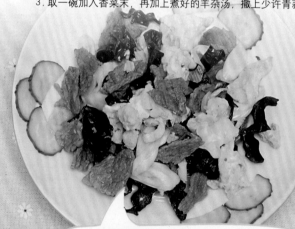

大厨说

芝麻酱不要加水调和，只用陈醋和白糖，口味更好。

大厨说

这道菜是一道经典的回民菜，注意鸡蛋不要炒得太老，用中、小火把蛋液摊开，就可以了。调制料汁时，口味以糖醋味为主，葱末不可少。

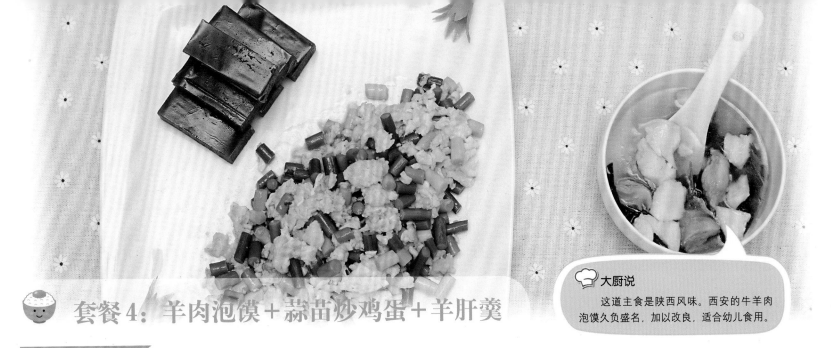

套餐4：羊肉泡馍 + 蒜苗炒鸡蛋 + 羊肝羹

大厨说

这道主食是陕西风味。西安的牛羊肉泡馍久负盛名，加以改良，适合幼儿食用。

一、羊肉泡馍

食材：面粉70克、羊腿骨50克、羊肉25克、粉丝10克、黑木耳5克、香菜5克、青蒜苗5克，葱段、葱、生姜块、花椒、八角、草果、白芷、砂仁、良姜、桂皮、小茴香、盐、食用碱、酵母适量。

制作步骤：

1.羊肉

(1) 将羊肉和羊腿骨放入清水中，浸泡2小时，切成大块。锅里放入清水、羊肉块和羊腿骨块，开锅后，将羊肉块和羊腿骨块在汤里涮干净，捞出。将焯过水的羊骨放入汤锅中，再放入满锅的清水，煮开锅后撇去浮沫，然后放入葱段、拍破的生姜块、花椒、八角、草果、白芷、砂仁、良姜、桂皮、小茴香，大火烧开，用大火一直保持锅里的汤翻滚，大约30分钟。

(2) 放入羊肉块，烧开后，改小火，保持微开的状态，煮2个半小时。煮到2个小时的时候，放入盐调味。将煮好的羊肉块和羊骨捞出来，将羊汤过滤，去除里面的调料和渣滓。

2.馍

(1) 将面粉取出1/10的量，加入酵母，用温水和成稍微硬一点的面团，放在温暖处发酵；将剩下的面粉放入盆中，加食用碱，用凉水和成稍微硬一点的面团；将死面面团擀开，发面面团放在中间包起来，揉成一个完整的面团，静置10分钟。

(2) 将面团分成一个个小面团，擀成0.5厘米厚、碗口大的圆饼。将擀好的圆饼放入干净的、不放油的平底锅中，用叉子或者筷子将圆饼的表面扎上眼，这样烙出来的饼不会鼓，不会起层，用中火烙，两面都烙上色即可。

3.羊肉泡馍吃法

(1) 将晾凉的馍用手掰成丁，也可以用刀切，制成馍丁。粉丝用凉水泡软，黑木耳泡发，撕成小朵，香菜切小段，葱切成葱花，最好再放点切成末的青蒜苗，羊肉块切成片。

(2) 锅中倒入半碗羊肉浓汤，再倒入半碗清水，放入黑木耳片和馍丁，煮开锅，转小火煮2～3分钟，放入粉丝和羊肉片，用盐调好味，倒入大碗中，撒上香菜段、葱花、青蒜苗末即可。

二、蒜苗炒鸡蛋

食材：蒜苗50克、鸡蛋40克，葱花、油、盐适量。

制作步骤：

1.蒜苗洗净，切成小段；鸡蛋打成蛋液，炒熟，备用。

2.锅中倒油，放入葱花，煸炒出香味，倒入蒜苗段，翻炒变软，再将炒好的鸡蛋倒入锅内，翻炒均匀，加入适量的盐调味即可。

三、羊肝羹

食材：羊肝200克，黑糖、红豆、β-胡萝卜素、琼脂、白砂糖适量。

制作步骤：

1.将羊肝洗净，去除肥脂等，和调料一起下锅，煮熟，然后取出，粉碎成羊肝泥；红豆浸泡4小时，煮至软烂，制成红豆沙。

2.将锅中加黑糖，熬制成浆，将羊肝泥放入糖浆中进行糖化。

3.将β-胡萝卜素放入糖化肝中，搅拌均匀，出锅，备用。

4.将锅内放入水和琼脂，熬化后，加入白砂糖、红豆沙、糖化肝，继续熬制成羊肝羹。

套餐5：老北京芝麻烧饼+它似蜜+三鲜包菜卷+传统疙瘩汤

一、老北京芝麻烧饼

食材：面粉50克、芝麻酱20克、白芝麻仁5克，酵母、花椒粉、小茴香、盐、酱油适量。

制作步骤：

1. 面粉中加入清水和适量酵母，和成面团。
2. 面团盖上湿布，发酵后，放在撒好干面粉的案板上，将面团擀成大面皮，面皮上抹匀芝麻酱，再均匀地撒上花椒粉、小茴香和盐。
3. 将面皮卷起来，一边卷一边搋，这样层儿会更多一些，切长点的剂子，然后将一长条面剂两边都向下折，用手将底部捏合好，整理成圆形后，按扁。
4. 面饼表面抹酱油，然后将有酱油的那面蘸上白芝麻仁，都做好后，摆放在烤盘内。
5. 放入预热好的烤箱内，上火190℃、下火200℃，烤30分钟即可。

二、它似蜜

食材：羊里脊50克、湿淀粉25克、甜面酱5克，姜汁、糖色、酱油、醋、料酒、白糖、花生油、香油适量。

制作步骤：

1. 羊里脊切成3厘米长、2厘米宽的薄片，用甜面酱、湿淀粉15克抓匀。将姜汁、糖色、酱油、醋、料酒、白糖、湿淀粉10克调成芡汁。
2. 花生油烧至7成热，放入浆好的羊肉片，迅速拨散，待肉片变为白色时，捞起滤油。
3. 将炒锅置于火上，放入油，烧热，倒入滑好的肉片和芡汁，快速翻炒，使肉片沾满芡汁，淋上香油即可。

三、三鲜包菜卷

食材：圆白菜30克、虾仁20克、鸡蛋15克、胡萝卜10克。

制作步骤：

1. 将圆白菜叶洗净、烫熟，过冷水；胡萝卜切丝；虾仁去虾线，炒熟；鸡蛋打散，制成蛋液，用油摊成蛋皮，切丝。
2. 将炒好的虾仁、胡萝卜丝、蛋丝准备好，用圆白菜叶包好，摆盘即可。

四、传统疙瘩汤

食材：面粉40克、西红柿30克、大葱5克，鸡蛋、葱花、油、番茄沙司、酱油、盐适量。

制作步骤：

1. 面粉放进盆里，打开水龙头，让水流形成一条细细的线，浇在面粉上，同时用筷子快速、均匀地搅动，使面粉变成很小的面疙瘩，成型的面疙瘩静置5分钟醒发，之后再用筷子搅拌一下。
2. 西红柿切小丁；葱纵向剖开，再切段；鸡蛋打散，搅匀。
3. 锅中入油，小火下入葱花，等葱花微微发黄，葱香浓郁时，捞出葱花，再倒出一半的葱油，备用。用锅中剩下的葱油，加入西红柿丁，翻炒出汁。放入一勺番茄沙司和酱油，翻炒，倒入适量的水烧开，再下入面疙瘩，煮熟，加盐调味。
4. 将蛋液缓缓倒入汤沸腾的地方，形成蛋花，盛出之前，倒入葱油即可。

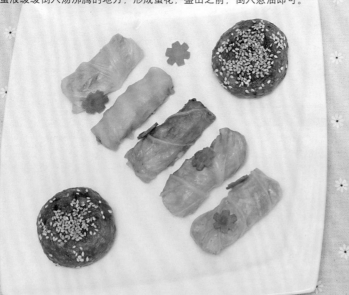

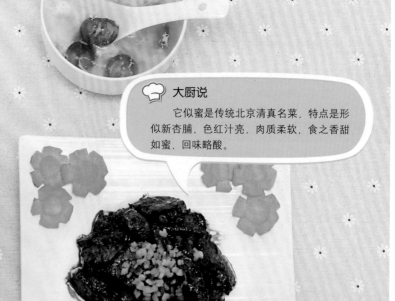

> **大厨说**
>
> 它似蜜是传统北京清真名菜，特点是形似新杏脯，色红汁亮，肉质柔软，食之香甜如蜜，回味略酸。

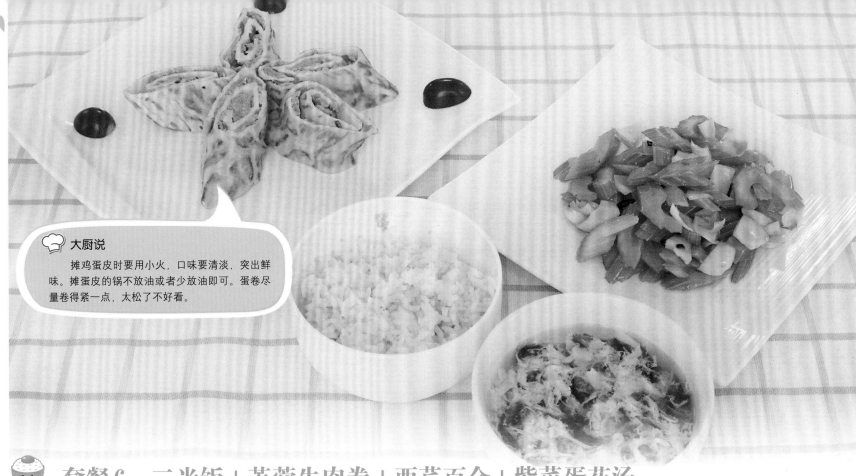

> **大厨说**
>
> 摊鸡蛋皮时要用小火，口味要清淡，突出鲜味。摊蛋皮的锅不放油或者少放油即可。蛋卷尽量卷得紧一点，太松了不好看。

 ## 套餐6：二米饭＋芙蓉牛肉卷＋西芹百合＋紫菜蛋花汤

一、二米饭

食材：大米50克、小米10克。

制作步骤：

大米、小米按照5：1的比例搭配，淘洗干净后，放入适量的水，蒸30分钟即可。

二、芙蓉牛肉卷

食材：牛肉30克、鸡蛋25克、荸荠20克、豆腐15克、白芝麻5克，盐、糖、料酒、姜粉、油适量。

制作步骤：

1. 鸡蛋打散，搅匀；荸荠去皮，切碎；豆腐切碎；牛肉剁成肉末，加入少许荸荠碎、豆腐碎、白芝麻、盐、糖、料酒、姜粉和水，搅拌均匀。
2. 热锅刷底油，倒入蛋液，摇晃锅，让蛋液均匀地摊开，做成蛋皮。
3. 将腌制好的牛肉馅均匀地铺在蛋皮上，然后卷起。收口的地方不要放肉馅或者少放点，以便于定型。
4. 将卷好的蛋卷封口朝下，放进蒸屉，蒸锅水沸后放入蒸屉，蒸10分钟后取出，晾凉后，就可以切段、装盘了。

三、西芹百合

食材：西芹60克、百合20克，蒜、油、盐适量。

制作步骤：

1. 西芹洗净，斜切成薄片；剥几瓣蒜，洗净，切成小块；泡好的百合洗净，备用。
2. 锅入底油，爆香蒜块，放入西芹片和百合，炒至变色，加盐调味即可。

四、紫菜蛋花汤

食材：鸡蛋25克、干紫菜5克，葱、姜、香菜、盐、鸡粉、香油适量。

制作步骤：

1. 干紫菜用清水洗一下；一根葱、一片姜、一棵香菜都洗净；葱切葱花、姜切丝、香菜切碎，备用。
2. 鸡蛋打散，加少量盐，搅匀。
3. 锅中加清水烧沸，放入紫菜、姜丝、适量的盐，大火煮沸。
4. 蛋液缓慢、转着圈地倒入锅里，再放入葱花、香菜碎，加入半勺鸡粉，搅匀，淋入少许香油即可。

套餐7：私家牛肉饼+风味羊肝+番茄豌豆炒鸡蛋+香菜冬瓜汤

一、私家牛肉饼

食材：面粉60克、牛肉馅35克、葱20克、料酒、花椒油、老抽、生抽、香油、盐适量。

制作步骤：

1. 面粉和成较软的面团，盖上锅盖，醒发30分钟。

2. 牛肉馅加入料酒和花椒油，去腥，加老抽、生抽、香油、盐调味，葱切成末，加入馅里，搅匀。

3. 面醒好后，分成剂子，擀成大圆片，从中心处沿半径切一刀，把肉馅均匀地抹在面片上，留四分之一不要抹。从面片切口没有抹肉馅的位置开始叠，最后叠成一个三角形，这样肉饼的层次就出来了。

4. 边缘的地方要捏死，防止擀的时候肉馅露出来。将饼擀开，两面涂上油，放入平底锅，用中小火烙至两面金黄色，取出，切成菱形块即可。

三、番茄豌豆炒鸡蛋

食材：西红柿60克、鸡蛋35克、豌豆15克，油、白糖、盐适量。

制作步骤：

1. 西红柿洗净，切成块；鸡蛋打散，制成蛋液；豌豆洗净后，放入沸水中焯一下捞出。

2. 锅烧热后，倒入油，将蛋液倒入锅中，炒熟，盛出，备用。

3. 锅中留少许底油，倒入西红柿块，翻炒，加一小勺白糖。炒至西红柿出汤，倒入焯过的豌豆，继续翻炒一会儿。再倒入炒好的鸡蛋，加盐调味，炒匀即可。

二、风味羊肝

食材：羊肝35克、黄瓜25克、胡萝卜10克、木耳10克，酱油、淀粉、油、葱末、蒜片、料酒、醋、盐适量。

制作步骤：

1. 先将羊肝用清水浸泡30分钟，洗净血水后，切成薄片，放入容器中，加入酱油、淀粉，搅拌均匀；胡萝卜、黄瓜切成片；木耳洗净，撕成小片，备用。

2. 锅中加水烧开，放入羊肝片，滑散，至变色捞出，备用。

3. 锅中放少许底油，加入葱末、蒜片爆香，加入料酒和醋翻炒。

4. 翻炒均匀后，加入胡萝卜片、黄瓜片、木耳片炒熟，然后加入适量清水，大火烧开，加入淀粉勾芡，最后加入熘好的羊肝、盐，翻炒均匀后即可。

四、香菜冬瓜汤

食材：冬瓜40克、香菜5克，姜片、葱花、盐适量。

制作步骤：

1. 冬瓜去皮、去瓤，洗净，切片；香菜洗净，切成末，备用。

2. 锅内倒入适量的水，放入切好的冬瓜片，再放入姜片，加水烧开，大火转为小火，焖煮2分钟。

3. 加盐，撒上葱花和香菜末，鲜香美味的冬瓜汤就做好了。

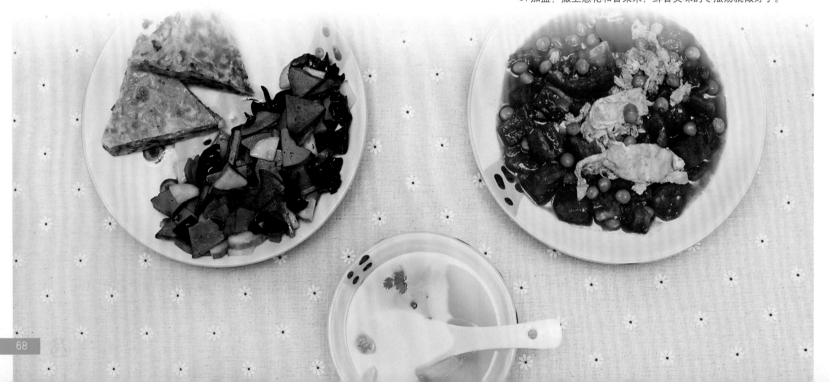

套餐 8：新疆烤包子 + 奶香玉米粥

一、新疆烤包子

食材：面粉60克、鸡蛋50克、羊肉30克，嫩肉粉、盐、洋葱碎、孜然粉适量。

制作步骤：

1. 羊肉切成指甲盖大小的肉粒，加入适量的清水、嫩肉粉、盐、洋葱碎、孜然粉，拌匀，制成羊肉馅；鸡蛋打散，备用。
2. 面粉加入适量的清水，和成不粘手的面团，醒发半个小时。取一块面团分出若干个面剂子。取一个面剂子，擀成薄的大圆面片，中间放入适量的羊肉馅。
3. 面片周围刷上蛋液，两边对折，两边再刷点蛋液，对折，这样新疆烤包子就包好了。折叠的那面朝下，将包子面坯放入烤盘，包子面坯表面刷一层蛋液。
4. 烤箱预热230℃，烤25分钟即可。

二、奶香玉米粥

食材：牛奶200毫升、玉米粒30克。

制作步骤：

将牛奶倒入锅中，放入洗净的玉米粒，大火煮熟即可。

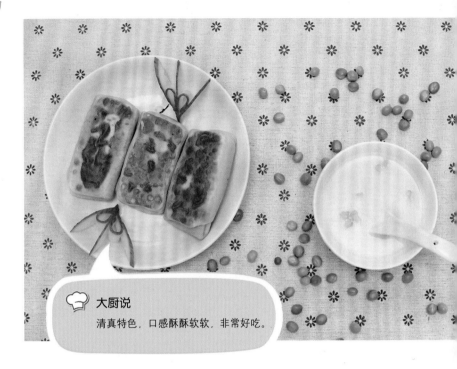

大厨说

清真特色，口感酥酥软软，非常好吃。

套餐 9：彩虹羊肉水饺 + 原汤

一、彩虹羊肉水饺

食材：面粉200克、油菜100克、羊肉100克、虾仁50克、菠菜50克，南瓜、火龙果、盐、料酒、酱油、胡椒粉、花椒水适量。

制作步骤：

1. 先做饺子馅。油菜洗净、切碎，虾仁切碎，羊肉绞成末；把所有材料加入适量的盐、料酒、酱油、胡椒粉、花椒水拌匀。
2. 把菠菜和火龙果分别放入榨汁机中，加少许水，榨成汁儿。南瓜切块，上锅，蒸熟。
3. 面粉分成四份。一份加菠菜汁，和成绿色面团；一份加清水，和成白色面团；一份加火龙果汁，和成红色面团；一份加蒸好的南瓜泥，和成黄色面团。
4. 将面团揉成4个长条，4个长条依次码成正方形，揉一揉，尽量将4条面团混合在一起，切成剂子，擀成面皮，放入饺子馅，对折，包成饺子。
5. 锅中放水，待水烧开，下锅煮饺子，熟后捞出。

二、原 汤

食材：饺子汤。

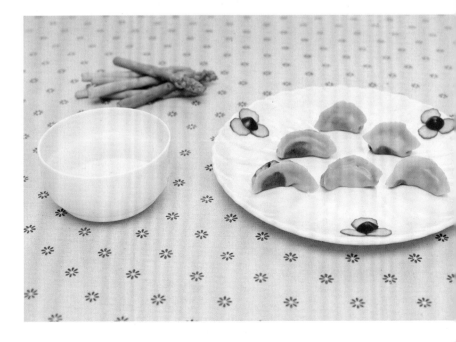

套餐10：手抓饭＋白灼苦菊＋小吊梨汤

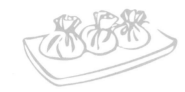

一、手抓饭

食材：大米35克、羊腿肉10克、胡萝卜10克、洋葱5克，油、酱油适量。

制作步骤：

1. 将胡萝卜、洋葱去皮，洗净，切成一指长的小条。
2. 羊腿肉去骨，切成1.5厘米见方的肉块。
3. 烧一锅开水，将切好的羊肉块焯水，去除血沫，捞出，备用。
4. 锅内倒入油，开大火，将焯好的羊肉块倒入锅中，快速翻炒，至肉的表面变黄后，倒入高压锅中，加入少量的水（没过肉块即可），再加入少许酱油，大火焖制15分钟。
5. 炖肉的同时，用炒锅倒入适量的油，开大火，待油烧热后，将切好的胡萝卜条、洋葱条一起倒入锅中，大火翻炒，炒出香味即可。
6. 羊肉炖制15分钟后，淘好大米，先将肉汤倒入蒸屉中（用肉汤做出来的米饭更好吃），再将炒好的胡萝卜条、洋葱条一起倒入蒸屉内，平整地铺在大米上。
7. 最后，将炖好的羊肉倒入蒸屉，平整地铺在上层，开始蒸饭。
8. 蒸半小时后，取出，搅拌均匀即可。

二、白灼苦菊

食材：苦菊70克、蒜10克，油、盐适量。

制作步骤：

1. 苦菊洗净，蒜切末，备用。
2. 锅内放入油，待油7成热时，放入苦菊，翻炒几下，然后放入盐调味，最后放入切好的蒜末调味后，出锅即可。

三、小吊梨汤

食材：雪梨500克，银耳、青梅、枸杞、冰糖适量。

制作步骤：

1. 雪梨洗净，切成大片；银耳泡发，洗净，撕成小朵，备用。
2. 锅中加水2000毫升，水烧开后，先下银耳片，中火煮10分钟，再下入雪梨片、青梅、枸杞和冰糖。
3. 小火煮1小时后即可。

> 👨‍🍳 **大厨说**
> 此菜必须急火快炒，否则影响口感，营养素容易丢失。

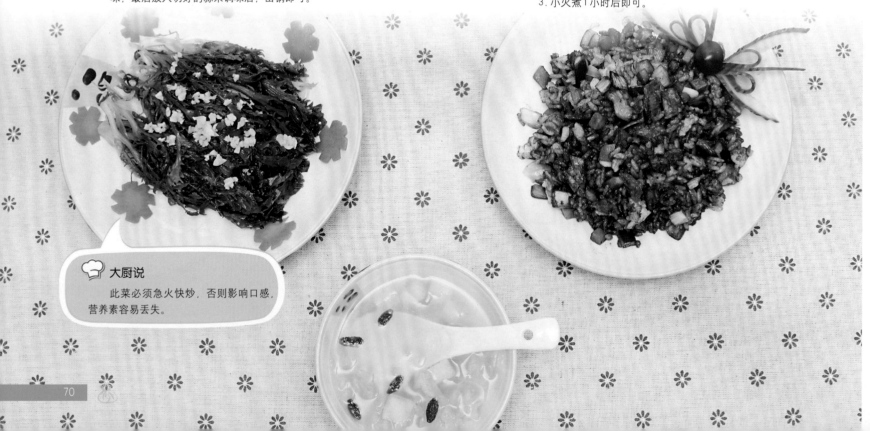

第六节　异域食谱篇

在中国，烹调是一种艺术，而西方人饮食更强调科学与营养，烹调的全过程都严格按照科学规范行事，菜肴制作规范化、标准化。对比注重"味道"的中国饮食，西方秉持的是一种理性的饮食观念，不论食物的色、香、味、形如何，而营养一定要得到保证，讲究一天要摄取多少热量、维生素、蛋白质等。

日式、意式、法式、西班牙等风味的套餐通过合理搭配和精工细作，出现在了孩子们的餐桌上，不但能保障他们成长所需的营养，而且能培养他们适应不同特色的饮食。

 ## 套餐1：日式肥牛饭+茶碗蒸+南瓜浓汤

一、日式肥牛饭

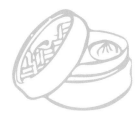

食材：肥牛肉片30克、西蓝花30克、洋葱20克、胡萝卜15克，酱油、糖、盐、料酒、米饭适量。

制作步骤：

1. 胡萝卜、洋葱切丝；西蓝花切小朵，焯熟。
2. 在锅中放入适量的水，烧开后放入酱油、糖、料酒，再烧开，加入洋葱丝、胡萝卜丝，煮至柔软，出香味。
3. 煮好后，放入肥牛肉片，煮至肥牛肉片刚一变色，立即关火，用余温将肉片彻底烫熟，加盐调味，搅匀。
4. 碗内盛米饭，饭上浇牛肉汁，再盖上一层肥牛肉片、洋葱丝、胡萝卜丝和焯好的西蓝花。

二、茶碗蒸

食材：鸡蛋50克、香菇15克、虾仁10克、温开水100毫升、牛奶适量，盐、青豆、胡椒粉少量。

制作步骤：

1. 香菇去蒂，洗净，切小片；虾仁去虾线，洗净，用盐、胡椒粉提前腌制。
2. 鸡蛋打散，加少量盐，顺着一个方向继续搅打至出现细泡沫，再加入适量牛奶，边加水边温开水边搅拌，直至完全打散、打匀，将打好的蛋液过筛，去掉泡沫。
3. 倒入炖盅，盖上盖子，入蒸屉蒸，8分钟。
4. 香菇片、青豆入沸水，加盐，煮熟，捞出，控水。
5. 将所有食材放在蒸好的蛋羹上，再蒸5分钟即可。

三、南瓜浓汤

食材：南瓜100克、红枣2个，糯米粉、白糖适量，奶油少量。

制作步骤：

1. 南瓜洗净，切片，与红枣一起上锅蒸熟，晾凉后备用；红枣切碎。
2. 将南瓜碾碎，加入糯米粉拌匀，加入少量水和奶油，小火慢炖，要不时地搅拌。
3. 开锅后，加入白糖和红枣碎，搅拌均匀即可。

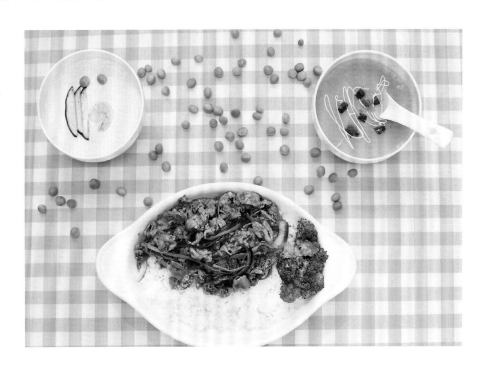

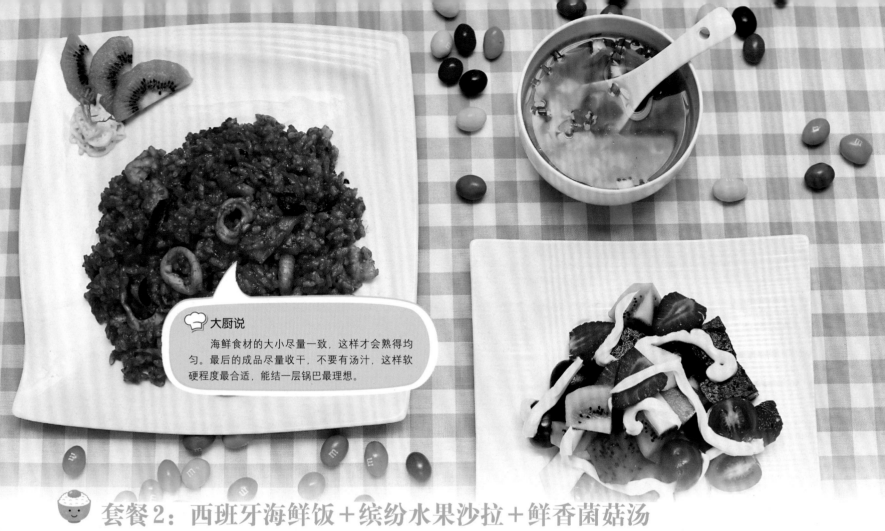

大厨说

海鲜食材的大小尽量一致，这样才会熟得均匀。最后的成品尽量收干，不要有汤汁，这样软硬程度最合适，能结一层锅巴最理想。

套餐2：西班牙海鲜饭+缤纷水果沙拉+鲜香菌菇汤

一、西班牙海鲜饭

食材：大米80克、大虾30克、瑶柱30克、鱿鱼30克、洋葱25克、柠檬20克，香芹、青椒、黑橄榄、番茄酱、盐、胡椒粉、橄榄油、高汤适量。

制作步骤：

1. 大虾开背，去沙线；瑶柱和鱿鱼清洗干净；处理好的海鲜沥干水分，待用。
2. 洋葱、青椒洗净，切成小丁；香芹、洋葱、黑橄榄洗净，切碎；柠檬榨汁。
3. 平底锅内放一点橄榄油，下入番茄酱、青椒丁和洋葱丁，翻炒2分钟，炒出香味。
4. 倒入加热后的高汤，下米，高汤的水平面要刚刚浸没米，加盐和少量胡椒粉调味，转小火，煮15～20分钟，不要翻动。
5. 等基本上看不到水分的时候，将所有海鲜食材均匀地铺在饭上，并往下轻轻按压，至半埋在饭里。
6. 挤上柠檬汁，再把黑橄榄碎均匀地撒上去，盖上锅盖，焖5分钟。开盖，把饭和海鲜食材拌匀，最后转大火，烧3分钟，出锅即可。

二、缤纷水果沙拉

食材：各种水果、沙拉酱。

制作步骤：

各种水果切丁，其中瓜类水果可以用挖球器做成球形，拌入适量的沙拉酱即可。

三、鲜香菌菇汤

食材：香菇50克、金针菇50克、杏鲍菇30克、口蘑10克，盐、香葱末、胡椒粉、高汤适量。

制作步骤：

1. 香菇、杏鲍菇、口蘑洗净，切小片；金针菇撕开，切小段。
2. 清水煮开后，加入高汤和所有的菌菇，再烧开后，加盐和胡椒粉，最后加入香葱末调味。

套餐3：意式千层面＋奶油烤杂拌＋奶油蘑菇汤

一、意式千层面

食材：牛奶200毫升、意大利面粉70克、蛋液50毫升、黄油50克、洋葱40克、牛肉30克，淀粉（或玉米粉）、番茄酱、罗勒、盐、胡椒粉、马苏里拉奶酪丝适量。

制作步骤：

1. 制作面皮

(1) 意大利面粉加入盐和蛋液，揉成面团，醒发半小时，硬度和饺子皮差不多。将面团分成4等份，擀成1毫米厚的面片。

(2) 4张面片之间撒一层淀粉或玉米粉防粘，叠放在一起，切成方形。

(3) 烧开水后，逐片下锅，煮30秒。将煮好的面片捞出，放入冷水中过一下，可以防止粘连。

2. 肉酱的制作：牛肉绞成肉馅，洋葱切丁，油热后下入洋葱丁，炒出香味，再下入牛肉馅，翻炒，待肉变色，下入番茄酱，翻炒5分钟，放罗勒、盐、胡椒粉，再翻炒5分钟后，出锅，待用。

3. 白酱的制作：将黄油熔化，一次全部加入淀粉中，搅匀，再置于锅里，开中火，一点一点地加入牛奶，搅匀，煮7～8分钟，放盐和胡椒粉。白酱做好后，待用。

4. 烤盘内抹黄油，防粘。首先铺一层白酱，然后放面皮，再铺一层肉酱，撒一层马苏里拉奶酪丝；然后一直重复，叠放4层面皮，最后结束在一层白酱上，再撒上一层马苏里拉奶酪丝。入烤箱，上、下火各170℃，烤30～40分钟即可。

二、奶油烤杂拌

食材：马苏里拉芝士50克、土豆50克、口蘑40克、鸡蛋40克、面粉30克、玉米粒30克、洋葱20克、西蓝花10克、菜花10克、火腿肠10克、黄油10克，淡奶油50毫升、牛奶250毫升、胡椒粉、盐适量。

制作步骤：

1. 锅中加入黄油，熔化后加入面粉，小火炒香即可。注意面粉不要炒煳。

2. 土豆蒸熟，放入搅拌机搅拌成泥状，加入淡奶油和牛奶。

3. 将炒好的黄油面粉倒入土豆泥中，放入盐和胡椒粉，搅拌均匀。

4. 将西蓝花、菜花、口蘑、洋葱洗干净后，切成小碎丁；火腿肠切成碎丁；玉米粒洗净，待用。

5. 热水烧开后，将所有食材焯一遍，拌入搅拌好的糊中即可。

6. 鸡蛋煮熟后，切成小丁，撒在糊的表面。

7. 装盘后放入马苏里拉芝士，烤箱200℃，预热10分钟，将杂拌放入烤箱中层，上火、下火各180℃，烤20分钟，再放入上层，烤5分钟，将芝士烤至焦黄即可。

大厨说

和面时，加入蛋液，可以使面片更加柔软、筋道；加盐可以使面片增加味道，而且不易粘连。擀面皮时，相同分量的面剂才能擀成相同厚度、大小的面片，便于后面平均分割。切面皮时，要切成适合烤盘的大小。

三、奶油蘑菇汤

食材：淡奶油40克、蘑菇30克、洋葱20克、黄油15克，盐、胡椒粉、淀粉少许。

制作步骤：

1. 淀粉拌上盐和少量胡椒粉，待用。

2. 蘑菇去蒂，切片，用开水焯一下；洋葱切碎粒。

3. 锅内烧热黄油，加入拌好的淀粉，炒至黄色，在炒好的淀粉里加入冷水，慢慢搅动，至糊状，做成白浓汤。

4. 锅内加热少许黄油，炒香洋葱碎。

5. 锅内烧开水，将炒好的洋葱碎倒入开水内，慢火煮开，再倒入调制好的白浓汤和淡奶油，慢慢搅动，以免煳底，煮至汤黏稠，倒入蘑菇片，放入盐，搅匀即可。

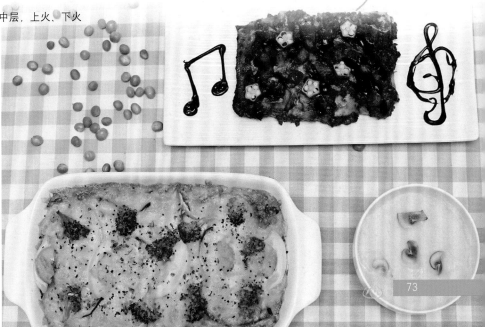

套餐4：香煎牛排+凯撒沙拉+奶油玉米浓汤

一、香煎牛排

食材：牛排150克、柠檬30克、甜玉米粒30克、洋葱15克，橄榄油、盐、黑胡椒碎、牛排酱汁适量。

制作步骤：

1. 柠檬榨汁，待用；将牛排放入盐、柠檬汁，腌制30分钟；洋葱切碎，备用。
2. 平底锅放入橄榄油，油热后放入洋葱碎，待微微冒白烟时，放入牛排，不要移动。
3. 煎的时候转小火，底部变色后，翻面继续煎，待表面析出肉汁，撒上黑胡椒碎。
4. 牛排装盘，用洋葱碎和甜玉米粒装饰、点缀。
5. 将牛排酱汁放在锅里，炒热，浇在牛排上即可。

二、凯撒沙拉

食材：生菜50克、西红柿30克、鸡蛋25克、大蒜10克、柠檬10克，沙拉酱少量，面包片半片，美极鲜味汁、黄油、黑胡椒碎、鱼露、蒜蓉适量。

制作步骤：

1. 生菜洗净，沥干水分；西红柿切小块；鸡蛋煮熟后，切成瓣状；大蒜切成蒜蓉；柠檬榨汁，备用。
2. 锅中放入黄油，面包片切小丁，翻炒至面包丁表面金黄色，盛出，放在厨房纸巾上吸去多余的油，再用黄油炒香蒜蓉。
3. 将美极鲜味汁、黑胡椒碎、蒜蓉、柠檬汁和少量鱼露，与所有食材拌匀，盛盘，挤上沙拉酱即可。

三、奶油玉米浓汤

食材：牛奶250毫升、甜玉米粒50克、黄油20克、面粉20克，欧芹碎、盐适量。

制作步骤：

1. 将黄油放入平底锅中熔化，放入面粉，翻炒，全部炒匀后，放入100毫升的水烧开，加入盐。
2. 将牛奶和甜玉米粒放入搅拌机里，打碎，待用。
3. 将打碎的牛奶玉米泥倒入锅中，焖煮2分钟。
4. 出锅后，放入欧芹碎，点缀。

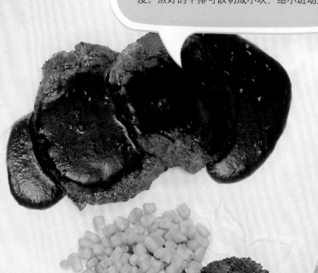

大厨说

牛排选择稍微厚一点儿的，比较好把握熟度。煎好的牛排可以切成小块，给小班幼儿食用。

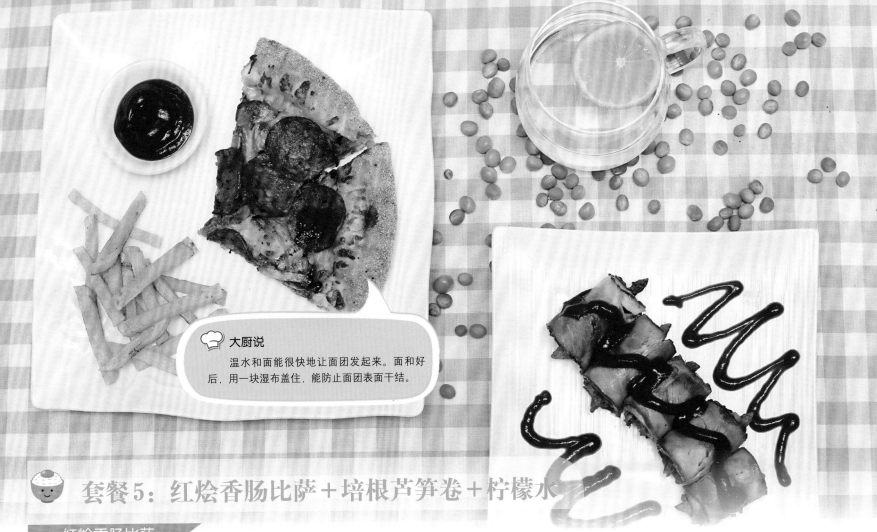

大厨说

温水和面能很快地让面团发起来。面和好后，用一块湿布盖住，能防止面团表面干结。

套餐5：红烩香肠比萨＋培根芦笋卷＋柠檬水

一、红烩香肠比萨

食材：自发粉100克、马苏里拉奶酪丝50克、火腿肠40克、西红柿30克、洋葱20克、大蒜10克、青椒10克，盐、橄榄油、黄油、番茄酱、比萨草适量。

制作步骤：

1.将自发粉加少许橄榄油、盐、温水，和成面团。

2.西红柿切小丁，洋葱和青椒切丝，火腿肠切片，大蒜碾成蒜蓉。

3.将黄油熔化，刷在烤盘上，面团擀成面饼，放在烤盘中，周围略微高出一点，用叉子在面饼上扎出小眼，便于透气。

4.烤箱提前预热，至200℃，放入面饼，上、下火烤5分钟，取出面饼，刷上番茄酱，撒上比萨草、蒜蓉，摆上西红柿丁、洋葱丝、青椒丝和火腿片，均匀地撒上马苏里拉奶酪丝。

5.烤箱提前预热，至200℃，放入比萨饼坯，上、下火烤10～15分钟。

二、培根芦笋卷

食材：芦笋40克、培根20克、橄榄油10毫升、黑胡椒碎3克。

制作步骤：

1.将芦笋切成3厘米长的段，开水焯熟，取出，浸入冷水，备用。

2.将每片培根从中间切开，备用。

3.用培根将芦笋段包成卷，用牙签固定后备用。

4.平底锅中放入橄榄油，烧至5成热，放入培根芦笋卷，煎至培根周边呈金黄色，撒上黑胡椒碎即可。

三、柠檬水

食材：温开水200毫升，蜂蜜少量，鲜柠檬1片。

制作步骤：

温开水中加入蜂蜜，调匀，再加入鲜柠檬1片。

套餐6：日式乌冬面＋日式鸡柳

一、日式乌冬面

食材：乌冬面80克、蟹棒25克、鱼丸20克，葱末、香芹碎、胡椒粉、油、盐适量。

制作步骤：

1. 热锅放油，烧至5成热时，放入葱末炒香，再放入鱼丸、蟹棒，翻炒均匀后盛出。
2. 锅里放水，烧开后，加入少量盐，将乌冬面放入锅内，煮熟，再加少量的胡椒粉，倒入炒好的食材，再煮5分钟，将面盛出，点缀一些香芹碎。

二、日式鸡柳

食材：鸡胸肉200克，葱段、姜片、油、生抽、白糖、料酒、胡椒粉、蛋清少许。

制作步骤：

1. 将鸡胸肉切成条状，放入葱段、姜片、生抽、白糖、料酒、胡椒粉调成的酱汁中，腌制10～20分钟，备用。
2. 将切好的鸡柳裹上蛋清，再蘸上面包屑，平底锅刷油，鸡柳放入平底锅，煎至微黄色，翻面，再煎至微黄色后，取出。

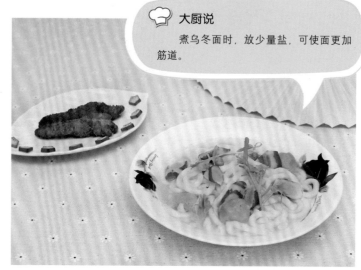

> 🍳 **大厨说**
>
> 煮乌冬面时，放少量盐，可使面更加筋道。

套餐7：芝士薯蓉＋美国烤虾串＋橙汁

一、芝士薯蓉

食材：土豆100克、芝士碎50克，火腿丁、牛奶、盐、胡椒粉适量。

制作步骤：

1. 土豆去皮，切小块，蒸至软烂，碾成土豆泥，加入盐和胡椒粉，搅拌均匀。
2. 加入少量牛奶和火腿丁继续搅拌，倒入烤盘。
3. 表面铺上一层芝士碎，放入烤箱，上、下火200℃，烤15分钟即可。

二、美国烤虾串

食材：大虾100克、鲜柠檬30克，盐、黑胡椒粉适量。

制作步骤：

1. 将大虾挑出虾线，洗干净后，用竹签穿好；鲜柠檬榨汁，备用。
2. 烤盘撒上盐，放上大虾串，上面再撒少量盐和黑胡椒粉。
3. 将穿好的虾串放入烤箱里，用250℃的火烤10分钟后取出。
4. 鲜柠檬切成片，在烤好的虾串上挤上柠檬汁。

三、橙　汁

食材：橙子200克。

制作步骤：

橙子洗净，剥皮后，切块，放入榨汁机中，榨成汁。

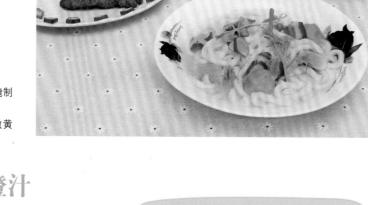

> 🍳 **大厨说**
>
> 芝士薯蓉放一些火腿丁可以点缀菜色，增加孩子们的食欲。

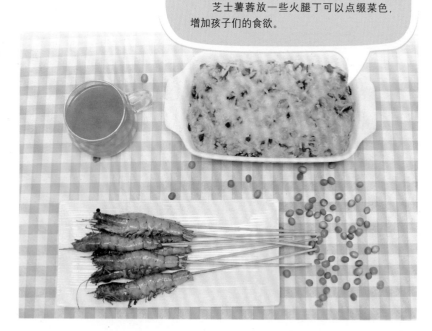

套餐8：意式肉酱面＋蚝油西蓝花＋西红柿菌汤

一、意式肉酱面

食材：意大利面60克、西红柿30克、猪肉25克、洋葱20克、大蒜10克，橄榄油、意面酱、番茄沙司、糖、盐适量。

制作步骤：

1. 猪肉洗净后，切成小粒，西红柿和洋葱切丁，大蒜切末。热锅加入2勺橄榄油，爆香洋葱丁和蒜末，加入猪肉末和西红柿丁，炒至出汤，加入适量糖、盐和番茄沙司，炒至汤汁颜色变深，加入意面酱，翻炒均匀，至汤汁浓稠。
2. 大火煮沸后，加1小勺盐，加入意大利面，用筷子滑散，煮8分钟即可。
3. 捞出意大利面，加入少许橄榄油，与肉酱拌在一起即可。

二、蚝油西蓝花

食材：西蓝花100克，蚝油、盐适量。

制作步骤：

1. 西蓝花洗净，切成小朵。
2. 水开后，加少许盐，下入西蓝花，焯熟，淋入适量的蚝油，出锅。

三、西红柿菌汤

食材：西红柿100克、香菇20克、草菇20克、黄油20克、香葱末20克。

制作步骤：

1. 西红柿洗净，切丁。黄油放入锅中，炒至熔化，放入西红柿丁，煸炒出红油。
2. 香菇、草菇切成碎，放入锅中，煸炒5分钟后，加开水。
3. 大火烧开后，转中火，炖3分钟，汤汁收浓后，加入香葱末。

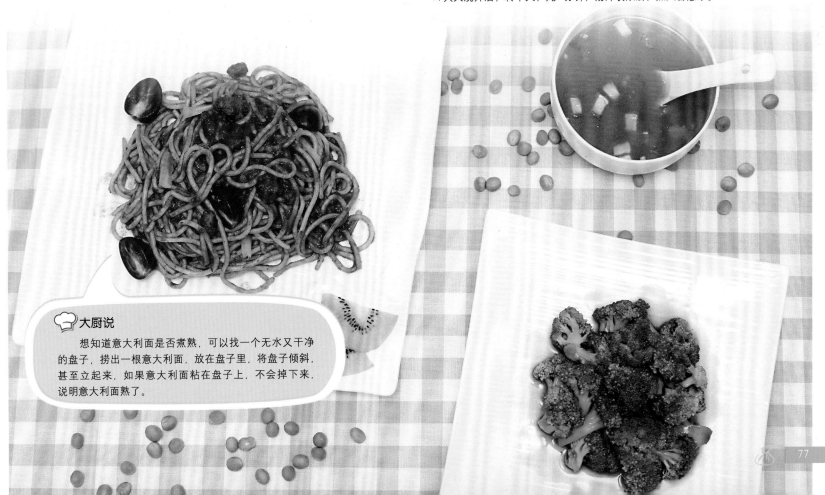

大厨说

想知道意大利面是否煮熟，可以找一个无水又干净的盘子，捞出一根意大利面，放在盘子里，将盘子倾斜，甚至立起来，如果意大利面粘在盘子上，不会掉下来，说明意大利面熟了。

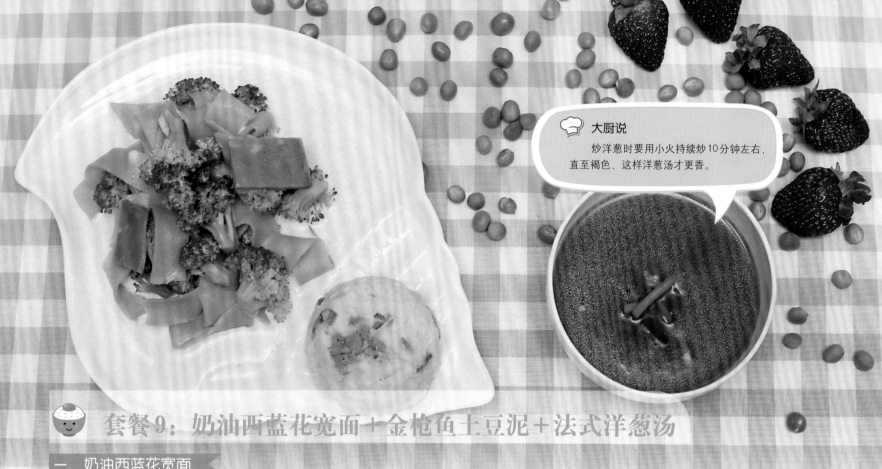

大厨说

炒洋葱时要用小火持续炒10分钟左右，直至褐色，这样洋葱汤才更香。

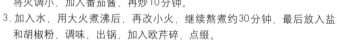

套餐9：奶油西蓝花宽面＋金枪鱼土豆泥＋法式洋葱汤

一、奶油西蓝花宽面

食材：意大利宽面60克、牛奶40毫升、西蓝花35克、洋葱碎25克、黄油25克、高筋面粉15克、火腿10克，盐、黑胡椒粉、橄榄油适量。

制作步骤：

1.制作奶油白酱——
(1) 黄油放锅里，用小火加热，至熔化，倒入高筋面粉，搅拌均匀。
(2) 慢慢加入清水。每次加一点，拌匀，再加下一次，搅拌至无颗粒的顺滑状。
(3) 倒入牛奶，加盐，小火煮沸，边煮边搅，以免煳底，最后煮至黏稠的酱状即可。
2.西蓝花掰成小朵，过水，焯熟；火腿切成小片，待用。
3.将意大利宽面煮熟，捞出，沥干水分，加少许橄榄油拌匀，防止粘连。
4.锅中放入黄油，炒香洋葱碎，加入西蓝花小朵和火腿片，炒匀，再倒入煮好的意大利面，放入盐和黑胡椒粉调味。
5.迅速将奶油白酱与面条拌匀，盛盘。

二、金枪鱼土豆泥

食材：牛奶200毫升、土豆50克、胡萝卜20克，洋葱、金枪鱼罐头、沙拉酱、盐、黑胡椒粉适量。

制作步骤：

1.所有食材洗净，土豆去皮，切成小块，洋葱和胡萝卜切丝。
2.将土豆放入蒸锅，蒸25分钟，洋葱丝和胡萝卜丝过水，焯熟。
3.土豆碾成泥状，倒入牛奶，再加入洋葱丝和胡萝卜丝拌匀。
4.加入盐、黑胡椒粉、3大勺沙拉酱，搅拌均匀。
5.启开金枪鱼罐头，取出少量金枪鱼肉，撕碎，撒在土豆泥顶部。

三、法式洋葱汤

食材：洋葱30克、黄油30克、蒜3克，番茄酱、盐、胡椒粉、欧芹碎适量。

制作步骤：

1.将洋葱洗净，切丝；蒜切末。
2.黄油放入锅中，用中、小火熔化，再放入洋葱丝、蒜末，炒出香味后，将火调小，加入番茄酱，再炒10分钟。
3.加入水，用大火煮沸后，再改小火，继续熬煮约30分钟，最后放入盐和胡椒粉，调味，出锅，加入欧芹碎，点缀。

套餐10：日式蛋包饭＋昆布汤

一、日式蛋包饭

食材：米饭50克、鸡蛋50克、火腿肠30克、胡萝卜25克、洋葱10克、香菇10克，油、盐、番茄酱适量。

制作步骤：

1. 将洋葱、胡萝卜、香菇洗净，切丁；火腿肠切丁。
2. 锅里放油，放入所有食材炒香，加盐，倒入米饭翻炒。
3. 鸡蛋打入碗里，加一点盐，搅拌均匀。
4. 平底锅放入少许油，小火倒入搅拌均匀的蛋液，转动锅，慢慢地摊成圆形蛋饼。
5. 蛋液开始凝固时，倒入炒好的米饭，摊放在蛋饼的一侧，占蛋饼的二分之一，尽量在蛋饼边缘留些空余，把另一半蛋饼掀起来，覆盖在米饭上，形成半圆形，关火，盛盘，挤上番茄酱。

二、昆布汤

食材：昆布50克，盐、香葱适量。

制作步骤：

1. 将昆布洗净，切成5厘米长、3厘米宽的小段，并在中间打结，浸泡2小时。
2. 小火炒香葱，加水煮沸，加入盐、昆布结，煮透，汤汁略收。

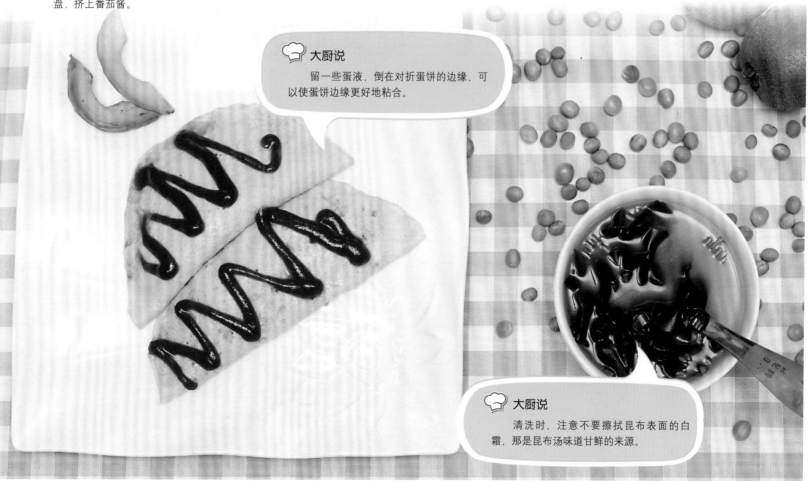

> 🍳 **大厨说**
>
> 留一些蛋液，倒在对折蛋饼的边缘，可以使蛋饼边缘更好地粘合。

> 🍳 **大厨说**
>
> 清洗时，注意不要擦拭昆布表面的白霜，那是昆布汤味道甘鲜的来源。

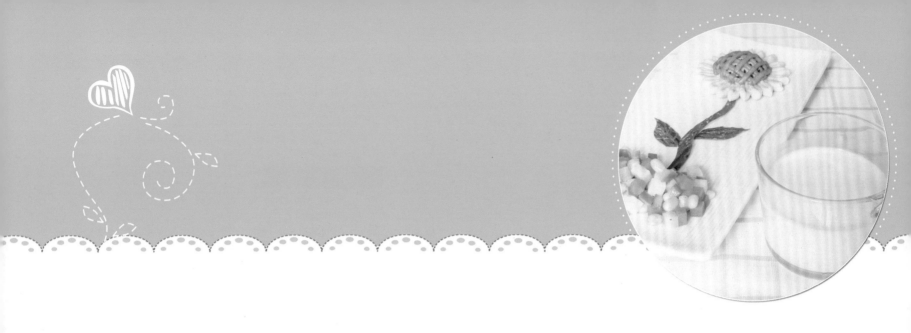

第三章　健康加餐

　　3～6岁幼儿正处于生长发育高峰期，健康加餐是除一日三餐外各种营养素的有效补充。在加餐的选择上，我们会选择一些简单且易于消化的食物。这样，既能缓解幼儿的饥饿感、补充营养需要，又能减少幼儿午餐时因饥饿而狼吞虎咽、暴饮暴食的现象。

第一节 花样豆浆类加餐

一杯鲜豆浆，天天保健康。豆浆是我们日常生活中一种常见的饮品，又是一种老少皆宜的营养食品，享有"植物奶"的美誉。豆浆中含有丰富的植物蛋白、卵磷脂、维生素和铁、钙等矿物质。豆浆中所含的钙质，非常适合儿童和青少年生长发育的需要。我们一年四季都可以饮用豆浆。春秋季节饮用豆浆，可以滋阴、润燥；夏季饮用豆浆，能够起到清热防暑、生津解渴的作用；冬季饮用豆浆，可以祛寒暖胃、滋养身体。

除了传统豆浆外，我们还在豆浆中加入了五谷、干果、蔬菜和水果。多种食材混合在一起，不仅提高了豆浆的营养价值，而且改善了豆浆的口感，为一杯普通的豆浆"穿上了七彩的外衣"。一杯花样豆浆再配上各种小点心，很好地刺激了孩子们的食欲，使他们爱上了豆浆的味道。

 ## 套餐1：活力黑豆浆+椰蓉纸杯蛋糕

一、活力黑豆浆

食材： 干黄豆10克、黑豆10克、无核红枣5克。

制作步骤：

1. 提前把干黄豆、黑豆泡好，无核红枣洗净，待用。
2. 将泡好的黄豆、黑豆及无核红枣放入豆浆机。
3. 加入适量的清水，制成混合豆浆。
4. 打好的豆浆放入锅中，大火烧开。
5. 烧开后的豆浆撇去浮沫，中火再煮5～8分钟即可。

二、椰蓉纸杯蛋糕

食材： 低筋面粉30克、黄油10克、鸡蛋10克、牛奶10毫升、砂糖5克、椰蓉5克。

制作步骤：

1. 黄油软化后，加入砂糖打发，一直打到质地蓬松、体积明显变大、颜色变浅为止。
2. 分次加入打散的鸡蛋液，彻底搅打均匀。
3. 加入牛奶，不要搅拌，将低筋面粉筛入黄油里，用刮刀拌匀。
4. 再次拌匀，即成蛋糕面糊，挤入纸杯托里，至6分满，表面撒上椰蓉。
5. 将模具放在烤盘上，放入预热至175℃的烤箱，烤18分钟。
6. 蛋糕慢慢膨胀，表面出现焦焦的一层。用牙签戳蛋糕，提起时，牙签上无残留蛋糕，说明烤好了。

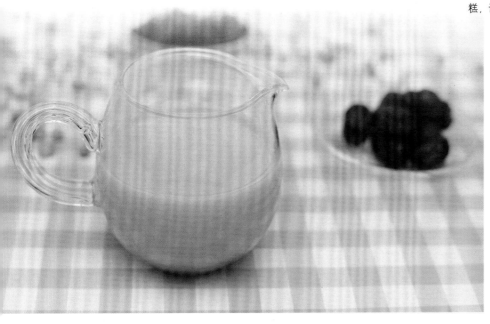

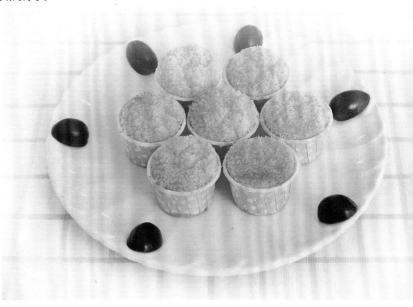

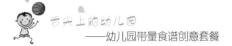

套餐2：花生腰果豆浆＋果酱卷

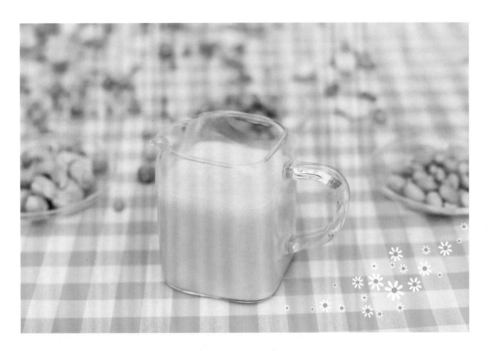

一、花生腰果豆浆

食材：干黄豆10克、花生米10克、腰果5克。

制作步骤：

1. 提前把干黄豆、花生米泡好。
2. 将泡好的黄豆、花生米和腰果放入豆浆机。
3. 加入适量的清水，制成混合豆浆。
4. 打好的豆浆放入锅中，大火烧开。
5. 烧开后的豆浆撇去浮沫，中火再煮5～8分钟即可。

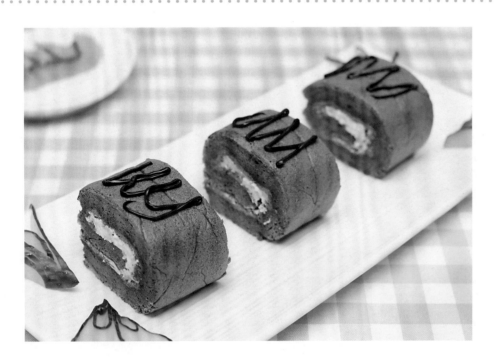

二、果酱卷

食材：低筋面粉30克、鸡蛋15克、糖3克，果酱、巧克力酱适量。

制作步骤：

1. 将鸡蛋打发。打发时，分次加入糖。
2. 加入筛过的低筋面粉，搅拌均匀。
3. 将面糊倒入烤盘，震几下，去除气泡，放入预热200℃的烤箱，烤20分钟。
4. 蛋糕烤好冷却后，卷起，抹上一层果酱，放置15分钟，切开，在蛋糕上挤上巧克力酱。

套餐3：杏仁莲子豆浆+鸡蛋小麻花

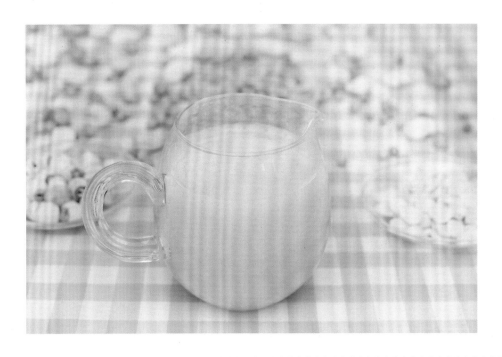

一、杏仁莲子豆浆

食材：干黄豆10克、莲子10克、杏仁5克。

制作步骤：

1. 提前把干黄豆、莲子泡好，莲子去芯；杏仁洗净，待用。
2. 将泡好的黄豆、莲子及杏仁放入豆浆机。
3. 加入适量的清水，制成混合豆浆。
4. 打好的豆浆放入锅中，大火烧开。
5. 烧开后的豆浆撇去浮沫，中火再煮5～8分钟即可。

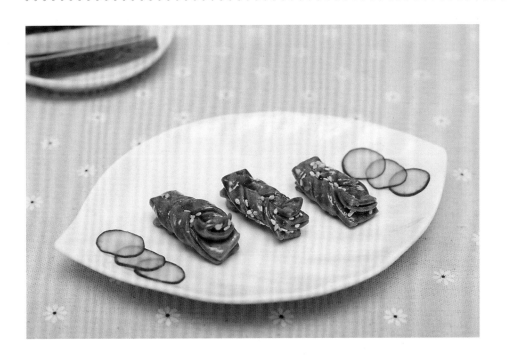

二、鸡蛋小麻花

食材：面粉20克、鸡蛋5克、蜂蜜2克、细砂糖2克，盐、芝麻、花生油适量。

制作步骤：

1. 面粉、打散的鸡蛋液、适量的水、细砂糖、盐混合在一起，揉成面团。
2. 将揉好的面团压成扁片状，表面撒上芝麻，做成麻花状。
3. 将做好的麻花面坯放入烤盘中，刷上一层蜂蜜和花生油，放入预热170℃的烤箱中，烤40分钟，取出晾凉，即可食用。

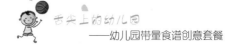 **套餐4：青黑豆浆+山楂糕**

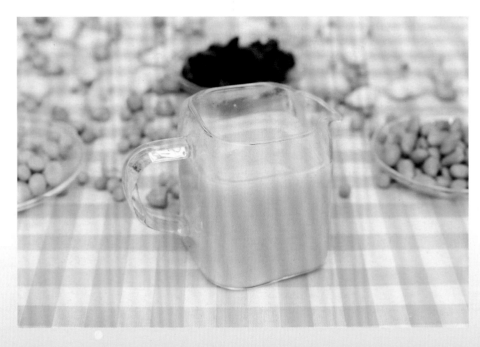

一、青黑豆浆

食材：干黄豆10克、青豆10克、黑豆5克。
制作步骤：
1. 提前把干黄豆、青豆、黑豆泡好。
2. 将泡好的黄豆、青豆和黑豆放入豆浆机。
3. 加入适量的清水，制成混合豆浆。
4. 将打好的豆浆放入锅中，大火烧开。
5. 烧开后的豆浆撇去浮沫，中火再煮5～8分钟即可。

二、山楂糕

食材：山楂20克、琼脂5克、冰糖2克。
制作步骤：
1. 山楂洗净，去核，加水，煮熟，至非常软烂。
2. 用漏勺滤出果皮，加琼脂和冰糖，继续煮至黏稠，倒入保鲜盒，冷却成形。吃的时候，切成小丁即可。

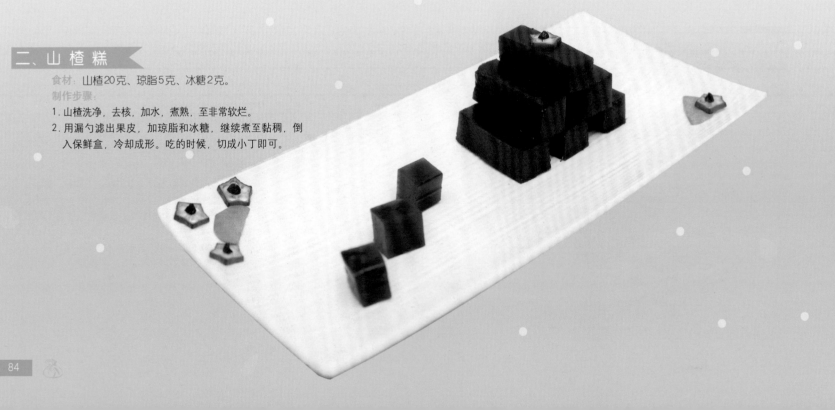

套餐5：黑芝麻核桃豆浆+萨其马

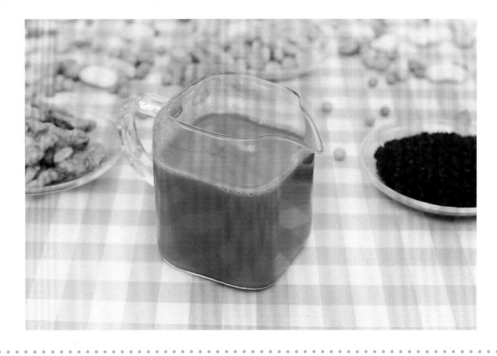

一、黑芝麻核桃豆浆

食材：核桃10克、干黄豆10克、黑芝麻5克。

制作步骤：

1. 提前把干黄豆泡好；核桃、黑芝麻洗净，待用。
2. 将泡好的黄豆、核桃和黑芝麻放入豆浆机。
3. 加入适量的清水，制成混合豆浆。
4. 将打好的豆浆放入锅中，大火烧开。
5. 烧开后的豆浆撇去浮沫，中火再煮5～8分钟即可。

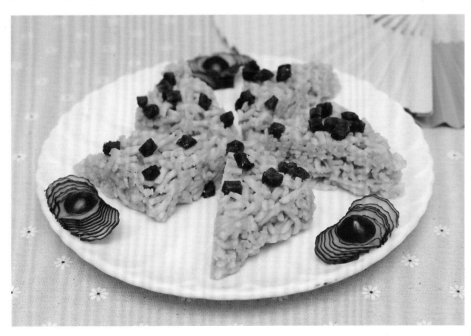

二、萨其马

食材：富强粉30克、鸡蛋15克、细砂糖2克，酵母、玉米淀粉少量、熟芝麻、花生油、果料适量。

制作步骤：

1. 鸡蛋打散，制成蛋液，倒入富强粉、酵母，根据实际情况加入少许水，揉成面团。
2. 面团醒发15分钟，擀成厚面片，切成细条。切的时候，注意撒上一些玉米淀粉，以防止切好的坯条粘在一起。
3. 烧热花生油，将坯条分次投入油锅里，炸至浅金黄色。炸的时候，用漏勺多翻动几次坯条，使坯条颜色炸得更均匀。
4. 小火加热，将细砂糖、水熬成带有泡沫的糖浆，用筷子蘸少许糖浆，能扯出细线，说明熬好了。把炸好的坯条、熟芝麻和果料放入糖浆里，趁热快速拌匀，倒进表面涂了油的模具，把坯条压实，冷却，再脱模，切成小块即可。

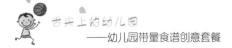

 ## 套餐6：玉米燕麦豆浆＋日式铜锣烧

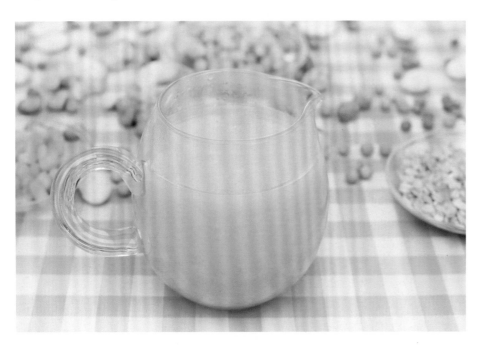

一、玉米燕麦豆浆

食材：鲜玉米粒10克、干黄豆10克、燕麦5克。

制作步骤：

1. 提前把干黄豆、燕麦泡好；鲜玉米粒洗净，待用。
2. 将泡好的黄豆、燕麦和鲜玉米粒放入豆浆机中。
3. 加入适量的清水，制成混合豆浆。
4. 将打好的豆浆放入锅中，大火烧开。
5. 烧开后的豆浆撇去浮沫，中火再煮5～8分钟即可。

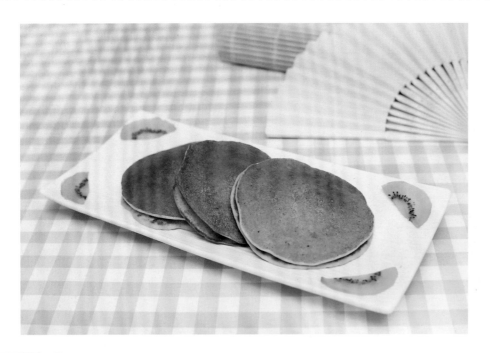

二、日式铜锣烧

食材：面粉30克、鸡蛋15克、黄油10克、牛奶10毫升、糖2克、豆沙馅2克。

制作步骤：

1. 鸡蛋打散，制成蛋液；将蛋液和糖一起打发，加入牛奶，搅拌均匀。
2. 筛进面粉，加入熔化的黄油，搅拌均匀，制成面糊。
3. 把锅烧热后关火，加入一勺面糊，摊平，制成面饼。面饼表面出现气泡时翻面，保证上色均匀。取两个做好的面饼，在中间加入适量的豆沙馅。

套餐7：五谷豆浆＋芝麻开口笑

一、五谷豆浆

食材：干黄豆8克、小麦5克、大米5克、高粱5克、小米2克。

制作步骤：

1. 提前把所有食材泡好。
2. 将泡好的食材放入豆浆机。
3. 加入适量的清水，制成混合豆浆。
4. 将打好的豆浆放入锅中，大火烧开。
5. 烧开后的豆浆撇去浮沫，中火再煮5～8分钟即可。

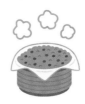

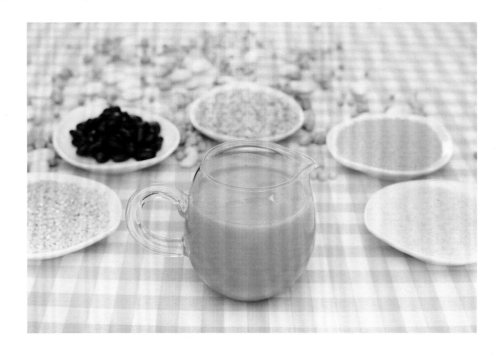

二、芝麻开口笑

食材：面粉30克、大油20克、鸡蛋10克、枣泥馅10克、芝麻3克。

制作步骤：

1. 鸡蛋打散，制成蛋液，加入面粉、大油，和成油酥面团，擀成油皮，再折叠，然后擀开，反复几次。
2. 面皮切成细条，再切成剂子，包入一份枣泥馅，慢慢收拢，搓成圆球状。
3. 面坯外层刷上一层蛋液，在装有芝麻的盘子里滚一下，让面坯表面粘满芝麻，用刀在面坯表面划上十字，露出馅料。
4. 烤箱预热185℃，放在烤箱中层，上、下火烤30分钟，烤至表面十字处绽开、颜色金黄即可。

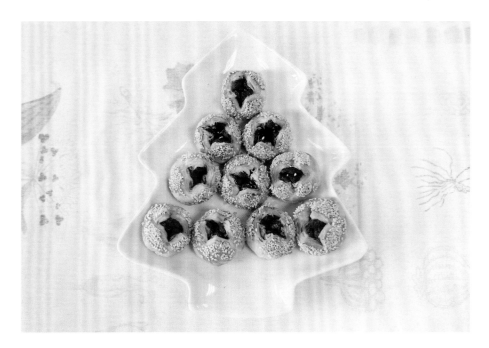

套餐8：红枣南瓜豆浆+小桃酥

一、红枣南瓜豆浆

食材：南瓜10克、干黄豆10克、无核红枣5个。

制作步骤：

1. 提前把干黄豆泡好，无核红枣洗净，南瓜去皮，切成块。
2. 将泡好的黄豆、无核红枣和切好的南瓜放入豆浆机。
3. 加入适量的清水，制成混合豆浆。
4. 将打好的豆浆放入锅中，大火烧开。
5. 烧开后的豆浆撇去浮沫，中火再煮5～8分钟即可。

二、小桃酥

食材：面粉20克、鸡蛋10克、核桃碎10克、玉米油5克、细砂糖3克、小苏打3克、泡打粉3克。

制作步骤：

1. 鸡蛋打散，加入玉米油、细砂糖，放入盆中，搅拌均匀。
2. 把面粉、小苏打和泡打粉提前混合，加入核桃碎，再次混合均匀。
3. 把混合好的核桃面粉倒入鸡蛋玉米混合液中，揉成光滑面团，制成小剂子，每个约25克。
4. 把面剂轻轻压扁，制成小圆面饼，在它的表面刷一层蛋液，放入预热好的180℃烤箱，烤15分钟，至表面金黄色即可。

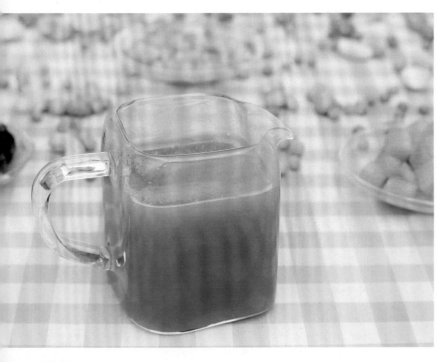

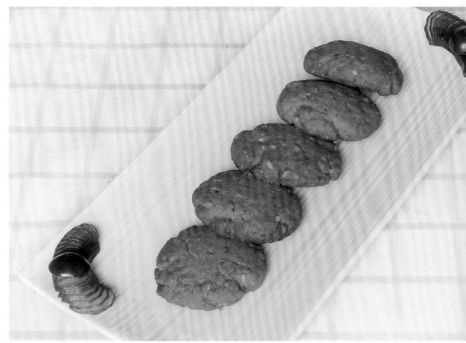

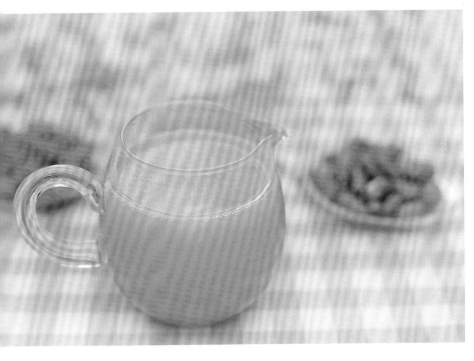

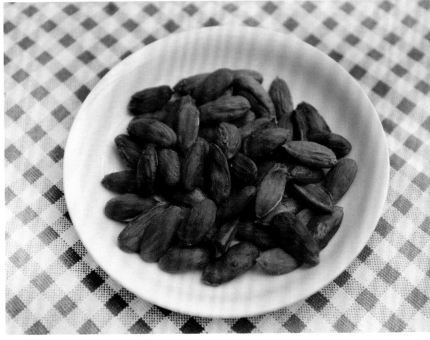

 ## 套餐9：胡萝卜豆浆+大杏仁

一、胡萝卜豆浆

食材：胡萝卜15克、干黄豆10克。

制作步骤：

1. 提前把干黄豆泡发；胡萝卜洗净，切块，待用。
2. 将泡好的黄豆和胡萝卜块放入豆浆机。
3. 加入适量的清水，制成混合豆浆。
4. 将打好的豆浆放入锅中，大火烧开。
5. 烧开后的豆浆撇去浮沫，中火再煮5～8分钟即可。

二、大杏仁

食材：美国大杏仁5克。

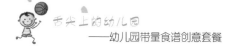
 套餐10：紫薯豆浆+美味蛋挞

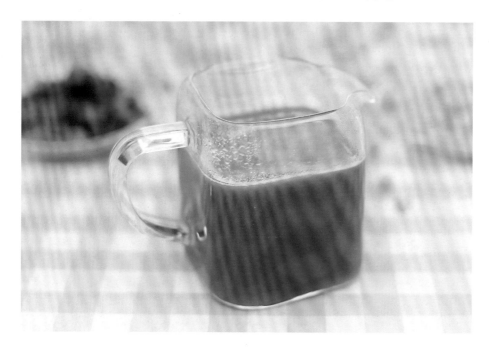

一、紫薯豆浆

食材：紫薯15克、干黄豆10克。

制作步骤：

1. 提前把干黄豆泡好；紫薯洗净，切块。
2. 将泡好的黄豆和紫薯块放入豆浆机。
3. 加入适量的清水，制成混合豆浆。
4. 将打好的豆浆放入锅中，大火烧开。
5. 烧开后的豆浆撇去浮沫，中火再煮5～8分钟即可。

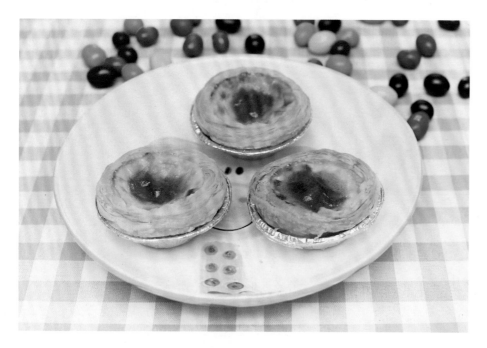

二、美味蛋挞

食材：淡奶油25克、低筋面粉15克、牛奶10毫升、细砂糖5克、蛋黄2个。

制作步骤：

1. 蛋挞水的制作：淡奶油与牛奶混合，加入细砂糖，加热搅拌，至细砂糖溶解，再加入蛋黄与低筋面粉，搅拌均匀。
2. 低筋面粉加水，揉成面团，制成千层酥皮。将千层酥皮放入蛋挞模，面粉面儿朝上，倒入7分满蛋挞水，烤箱预热至220℃，烤25分钟即可。

套餐11：红豆花生豆浆 + 海绵蛋糕

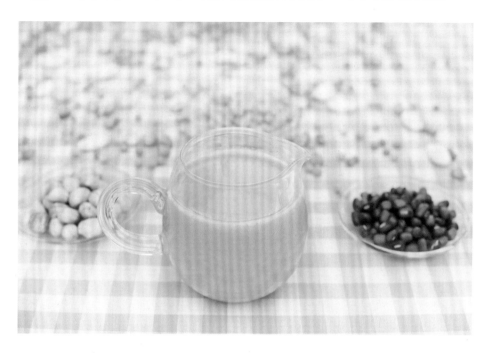

一、红豆花生豆浆

食材：干黄豆10克、红豆10克、花生米5克。

制作步骤：

1. 把干黄豆、红豆、花生米提前泡好，待用。
2. 将泡好的黄豆、红豆、花生米放入豆浆机。
3. 加入适量的清水，制成混合豆浆。
4. 将打好的豆浆放入锅中，大火烧开。
5. 烧开后的豆浆撇去浮沫，中火再煮5～8分钟即可。

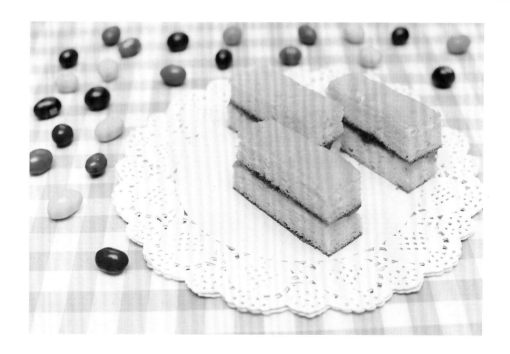

二、海绵蛋糕

食材：低筋面粉30克、鸡蛋15克、黄油10克、细砂糖5克、果酱适量。

制作步骤：

1. 打散的鸡蛋和细砂糖打发，分次筛入低筋面粉。
2. 将面糊搅拌均匀，倒入熔化的黄油，拌匀，倒入烤盘。
3. 放入预热180℃的烤箱，烤15～20分钟。
4. 取出烤好的蛋糕，在它的表面涂上一层果酱。将两块涂好果酱的蛋糕上、下叠放在一起即可。

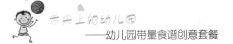

 套餐12：香蕉豆浆＋碧根果

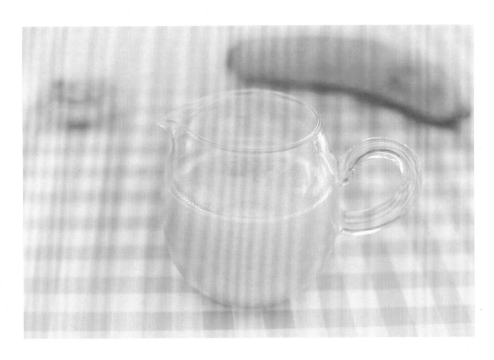

一、香蕉豆浆

食材：香蕉15克、干黄豆10克。

制作步骤：

1. 把干黄豆提前泡好；香蕉去皮，切块。
2. 将泡好的黄豆和香蕉块放入豆浆机。
3. 加入适量的清水，制成混合豆浆。
4. 将打好的豆浆放入锅中，大火烧开。
5. 烧开后的豆浆撇去浮沫，中火再煮5～8分钟即可。

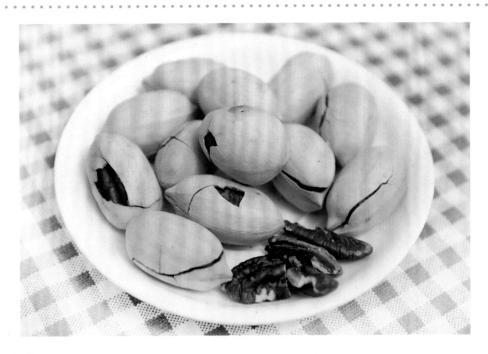

二、碧 根 果

食材：碧根果10克。

套餐13：雪梨豆浆＋腰果

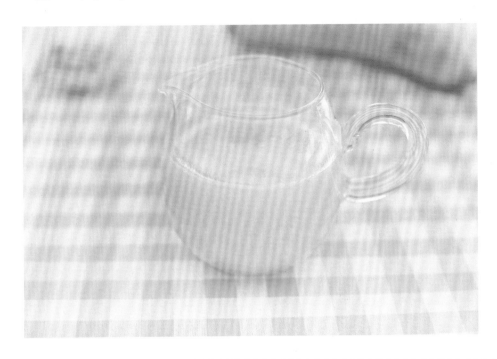

一、雪梨豆浆

食材：雪梨15克、干黄豆10克。

制作步骤：

1. 把干黄豆提前泡好；雪梨洗净，切块。
2. 将泡好的黄豆和雪梨块放入豆浆机。
3. 加入适量的清水，制成混合豆浆。
4. 将打好的豆浆放入锅中，大火烧开。
5. 烧开后的豆浆撇去浮沫，中火再煮5～8分钟即可。

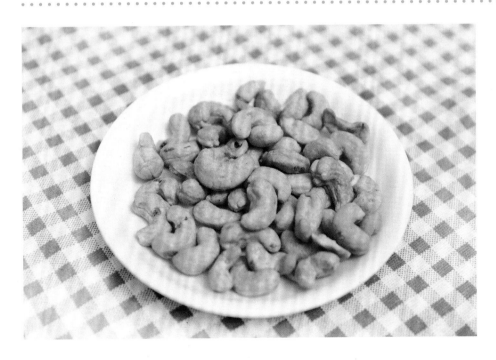

二、腰　果

食材：腰果10克。

套餐14：牛油果豆浆+核桃仁

一、牛油果豆浆

食材：牛油果15克、干黄豆10克。

制作步骤：

1. 把干黄豆提前泡好；牛油果洗净，去皮，切块。
2. 将泡好的黄豆和牛油果块放入豆浆机。
3. 加入适量的清水，制成混合豆浆。
4. 将打好的豆浆放入锅中，大火烧开。
5. 烧开后的豆浆撇去浮沫，中火再煮5～8分钟即可。

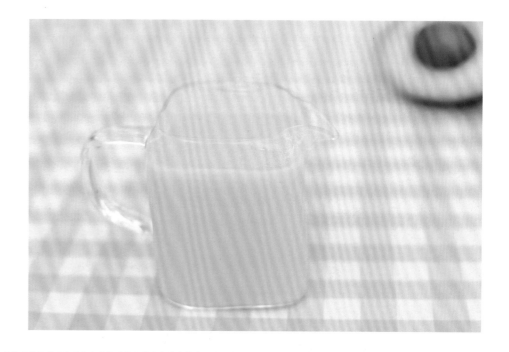

二、核桃仁

食材：核桃仁10克。

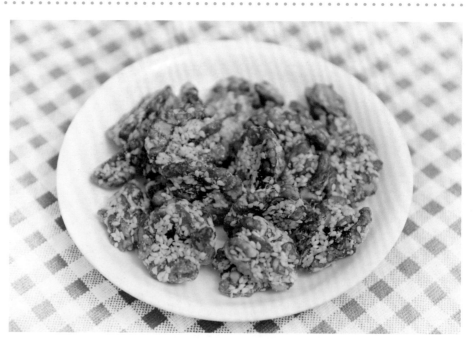

第二节 其他四季保健饮品类加餐

 套餐1：百合杏仁雪梨饮＋小枣糯米糕

一、百合杏仁雪梨饮

食材：雪梨50克、百合5克、杏仁5克，枸杞、冰糖适量。

制作步骤：

1. 雪梨去皮，切丁；百合洗净，剥成瓣，待用。
2. 雪梨丁放入砂锅，倒入适量清水，煮开。
3. 加入百合、冰糖、杏仁和枸杞，再煮5分钟即可。

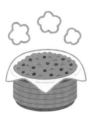

二、小枣糯米糕

食材：糯米20克、红枣5克、白糖2克。

制作步骤：

1. 将糯米、红枣淘洗干净，浸泡4小时以上。
2. 糯米控干水分，入锅，和红枣同时蒸10～12分钟。
3. 开盖，倒入开水，边倒开水边搅拌，使糯米充分吸收水分。待糯米完全被搅拌成黏稠状，盖上锅盖，继续蒸15分钟。
4. 取出糯米饭、红枣。将糯米饭沾水揉匀，用铲子按成厚薄一致的层片，均匀地码上一层红枣，达到3层饭、2层枣，层次分明，饭枣分开。重物压于其上，将糯米糕压实。
5. 待糯米糕放凉，倒扣下来。用刀顺边从上往下切，切成长条，放在盘内，撒上白糖即可。

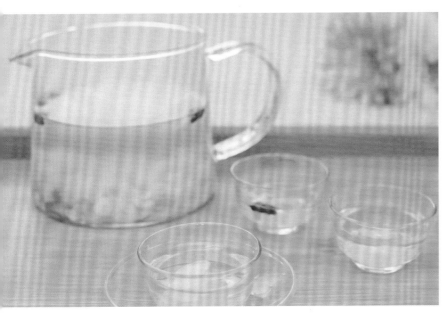

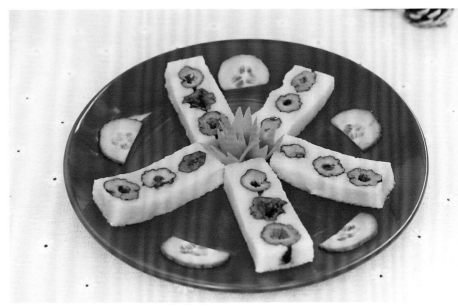

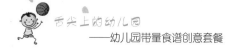
 套餐2：玫瑰花果茶＋蔓越莓饼干

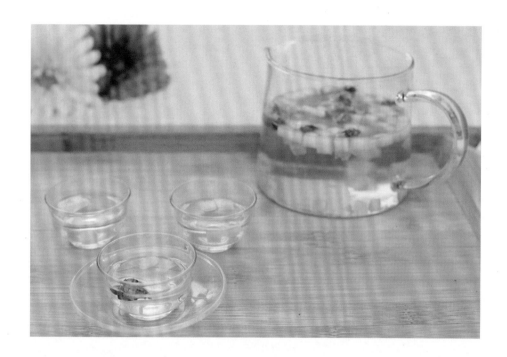

一、玫瑰花果茶

食材：苹果30克或菠萝20克、干玫瑰花2克，冰糖少许。

制作步骤：

1. 干玫瑰花过开水，洗去浮尘。
2. 将玫瑰花放入锅中，加水煮开。
3. 加入苹果或菠萝（也可以两种都放，两种食材减量）、冰糖，煮软即可。

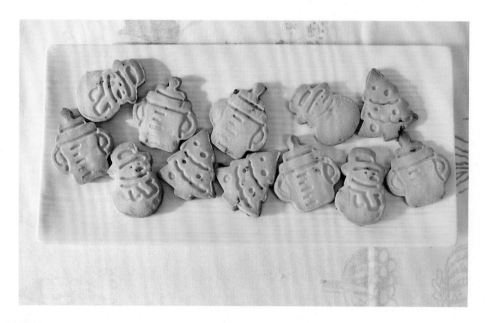

二、蔓越莓饼干

食材：低筋面粉20克、黄油15克、鸡蛋10个、糖粉4克、蔓越莓碎少许。

制作步骤：

1. 鸡蛋打散，制成蛋液；黄油熔化后，加入糖粉和蛋液，搅拌均匀。
2. 倒入蔓越莓碎，筛入低筋面粉，和成面团。
3. 把面团整成6厘米宽、4厘米高的长方体，放入冰箱，冷冻。
4. 将冻硬的长方体面团用刀切成厚约0.7厘米的片，也可以擀成面饼，用模子印出不同的图案，放入烤盘，放进预热190℃的烤箱，烤10分钟即可。

套餐3：盐津青梅饮＋蛋奶饼干

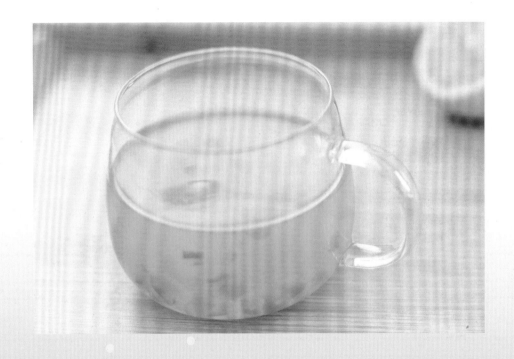

一、盐津青梅饮

食材：盐津青梅25克、冰糖适量。

制作步骤：

1. 选取饱满、肉质丰厚的盐津青梅，切成小块，备用。
2. 锅放水，下冰糖和青梅，中火烧开。
3. 小火煮至青梅软烂，即可。

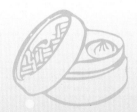

二、蛋奶饼干

食材：低筋面粉30克、鸡蛋15克、黄油10克、牛奶10毫升、白糖5克、盐适量。

制作步骤：

1. 鸡蛋打散，制成蛋液；除低筋面粉外，所有材料拌匀，黄油不打发。
2. 筛入低筋面粉，揉成面团，放保鲜膜内，擀成3毫米厚的薄片，放入冰箱内，冷藏20分钟。
3. 面片取出后，用模具压出造型，放入预热190℃的烤箱，烤10分钟，取出。

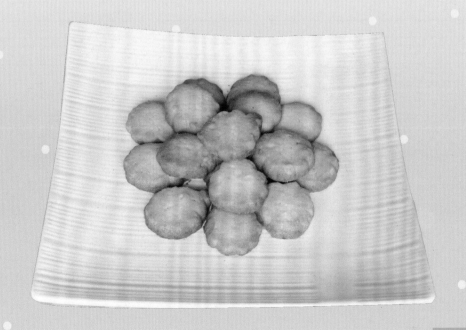

套餐4：青瓜玉露+蓝莓蛋糕

一、青瓜玉露

食材：牛奶100毫升、黄瓜30克，炼乳、椰果少量。

制作步骤：

1. 黄瓜洗净后，榨汁。
2. 加入牛奶和椰果，上面浇上炼乳。

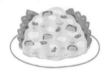

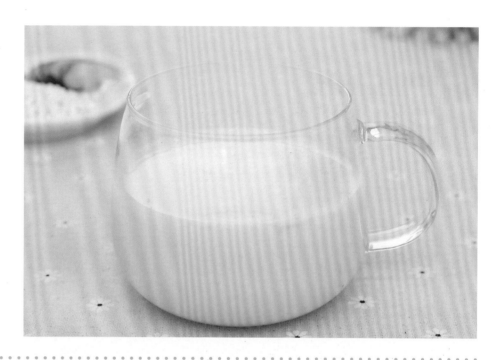

二、蓝莓蛋糕

食材：低筋面粉30克、鸡蛋15克、淡奶油10克、糖5克、蓝莓适量。

制作步骤：

1. 将鸡蛋的蛋白和蛋黄分别打发。蛋白打发时，分次加入糖和筛过的低筋面粉，搅拌均匀，加入打发的蛋黄，继续搅拌均匀。
2. 倒入烤盘，震几下烤盘，去除气泡，放入预热200℃的烤箱，烤20分钟。
3. 淡奶油打发，做成奶油；蛋糕坯烤好、冷却后，抹上奶油，点缀上蓝莓。

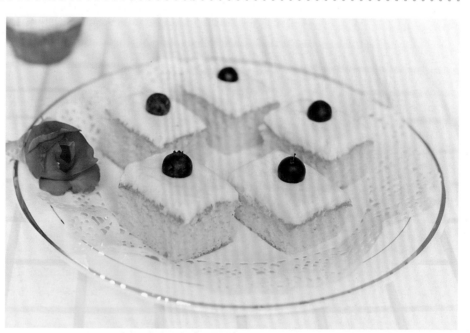

套餐5：紫罗兰桂花清肺茶+曲奇饼干

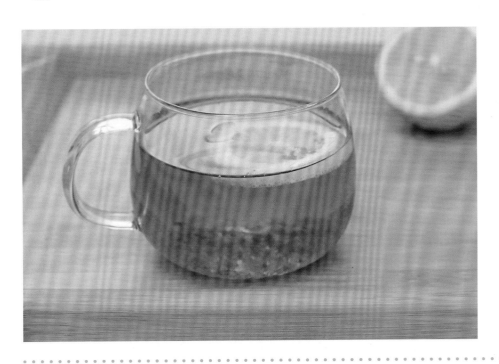

一、紫罗兰桂花清肺茶

食材：紫罗兰4克、糖桂花2克、柠檬1片。

制作步骤：

1. 将紫罗兰和糖桂花放入水中，煮开。
2. 再加入柠檬片。

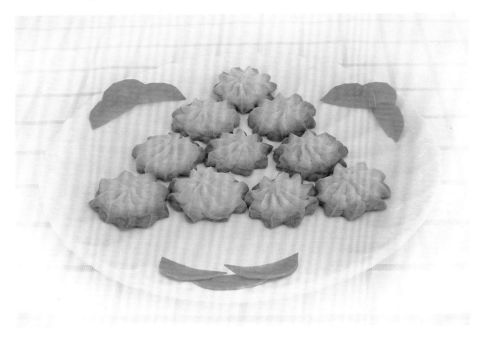

二、曲奇饼干

食材：低筋面粉30克、黄油13克、鸡蛋10克、细砂糖5克、糖粉2克。

制作步骤：

1. 鸡蛋打散，制成蛋液，备用。黄油软化，加细砂糖和糖粉，打至黄油顺滑、体积稍膨大，分3次加入蛋液，搅打成颜色发白的奶油霜状。
2. 筛入低筋面粉，把面粉和黄油搅拌均匀，装入裱花袋，挤在烤盘上，放入预热190℃的烤箱，烤10分钟。

套餐6：蜜桃水＋美式松饼

一、蜜桃水

食材：水蜜桃50克、冰糖少许。

制作步骤：

1. 将水蜜桃洗净，切块，放入锅中，加水煮沸。
2. 再加入适量的冰糖即可。

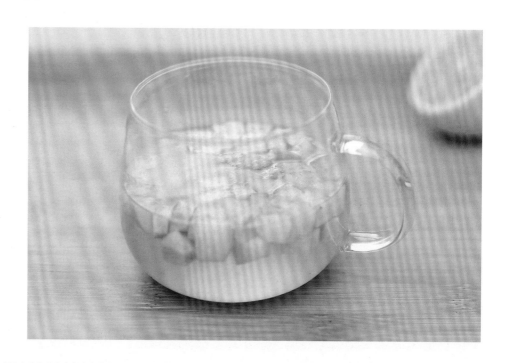

二、美式松饼

食材：牛奶50毫升、低筋面粉30克、鸡蛋30克、黄油10克、枫糖适量。

制作步骤：

1. 鸡蛋打散，制成蛋液，备用；将黄油熔化，加入蛋液，用打蛋器打发。
2. 倒入牛奶和低筋面粉，搅拌均匀。
3. 电饼铛或平底锅加热，倒入少量面糊，等面糊表面全部起泡且有点干时，再翻面煎，煎至两面金黄色。装盘后，在松饼上放一小块黄油，淋上枫糖。

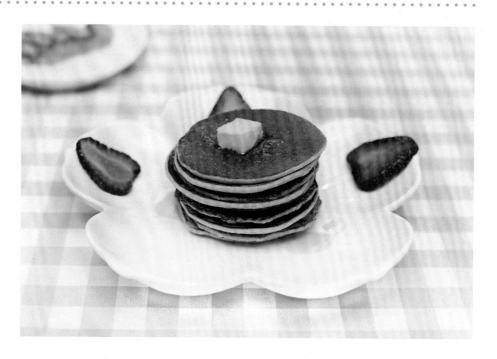

套餐7：绿豆汤+丰雷瓜

一、绿豆汤

食材：绿豆20克、冰糖适量。

制作步骤：

1. 绿豆洗净，提前浸泡2小时。
2. 锅中加入适量清水和绿豆，大火煮开后，转中火煮25分钟，加入适量的冰糖。

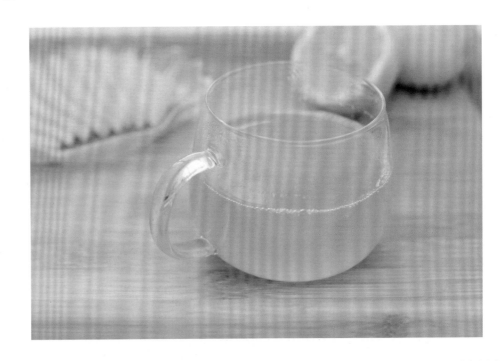

二、丰雷瓜

食材：丰雷瓜30克。

制作步骤：

1. 丰雷瓜洗净，去皮、去籽儿。
2. 切成小片。

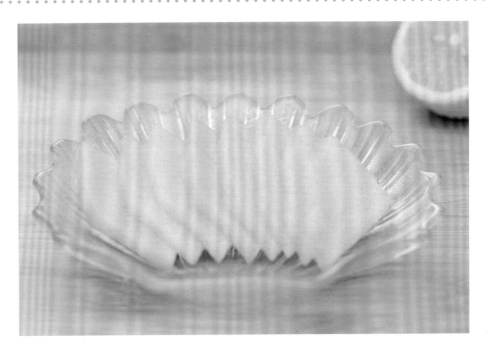

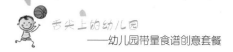

 套餐8：三花降火茶+火龙果

食材：茉莉花5克、菊花5克、金银花3克、冰糖少许。

制作步骤：

1. 茉莉花、菊花、金银花洗净。
2. 以上3种花加水，煮沸，加入少量冰糖。

食材：火龙果30克。

制作步骤：

1. 火龙果洗净，去皮。
2. 切成小片。

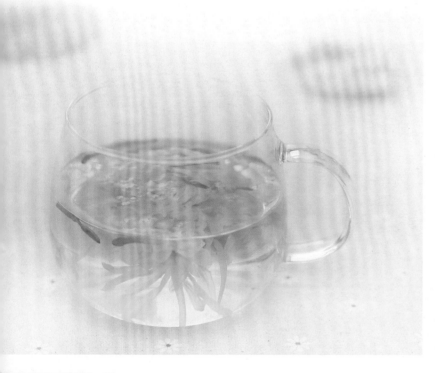

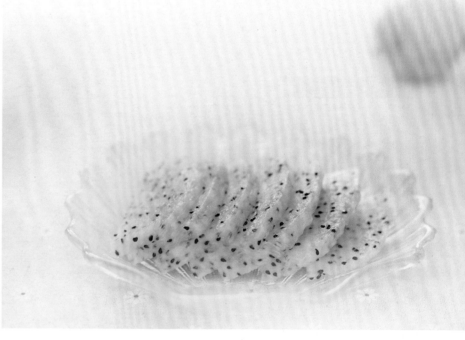

套餐9：什锦水果捞+巧克力曲奇饼

一、什锦水果捞

食材：牛奶150毫升、椰浆50毫升，猕猴桃、西瓜、哈密瓜、水蜜桃、香蕉、火龙果、芒果适量。

制作步骤：

1. 牛奶煮沸后，晾至常温。
2. 加入椰浆，以上各种水果切小丁，加入即可。也可以让孩子按照自己的喜好，加入不同的水果丁。

二、巧克力曲奇饼

食材：低筋面粉20克、黄油13克、巧克力粉10克、鸡蛋10克、细砂糖5克、糖粉2克。

制作步骤：

1. 鸡蛋打散，制成蛋液，备用；黄油软化，加入细砂糖和糖粉，打至黄油顺滑、体积稍膨大。
2. 将黄油糊分3次加入蛋液，搅打成颜色发白的奶油霜状。
3. 筛入低筋面粉和巧克力粉，加黄油糊，搅拌均匀，装入裱花袋中，挤在烤盘上，放入预热190℃的烤箱，烤10分钟。

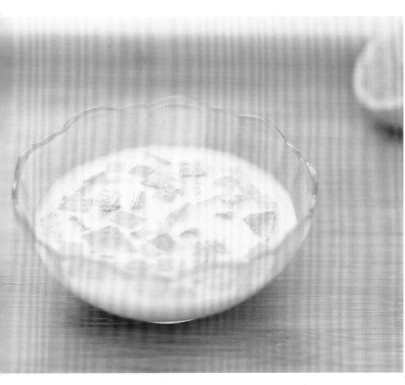

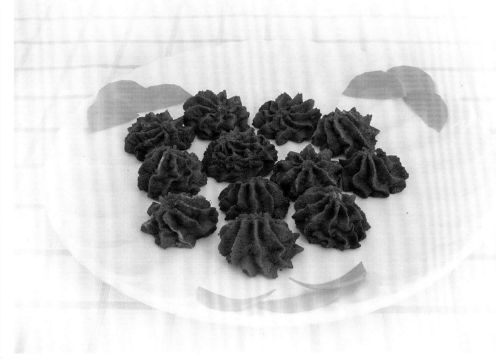

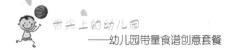
 ## 套餐10：芒果西米露＋松树饼干

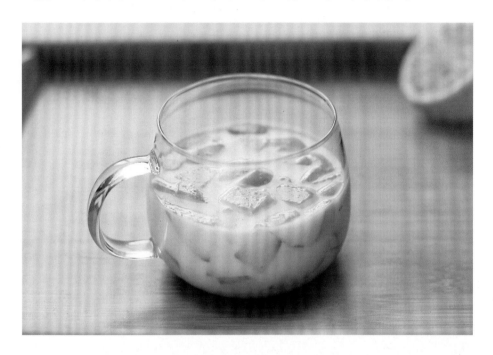

一、芒果西米露

食材：牛奶150毫升、芒果30克、椰浆30毫升、西米适量。

制作步骤：

1. 锅里加水，烧开，然后加入西米，熬至西米完全透明。
2. 将西米捞出后，用冷水冲一会儿。这样做，西米更有弹性。
3. 然后加入牛奶，浸泡1小时，让西米充满奶香味。
4. 芒果切小块，放入西米牛奶里，倒入椰浆，搅拌均匀，即可。

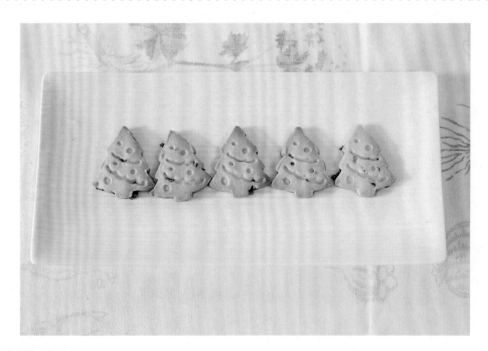

二、松树饼干

食材：低筋面粉30克、黄油15克、鸡蛋10克、细砂糖5克、糖粉2克。

制作步骤：

1. 鸡蛋打散，制成蛋液，备用；黄油软化，加细砂糖和糖粉，打至黄油顺滑、体积稍膨大。
2. 将黄油糊分3次加入蛋液，搅打成颜色发白的奶油霜状。
3. 筛入低筋面粉，把面粉和黄油糊搅拌均匀，擀成薄片，用模具做出造型，放入预热190℃的烤箱，烤10分钟。

套餐11：老北京桂花酸梅汤＋黑美人瓜

一、老北京桂花酸梅汤

食材：干乌梅250克、山楂250克、桂花100克、甘草100克、陈皮5克、冰糖少许。

制作步骤：

1. 干乌梅、山楂冲洗干净，放入碗中，用水泡30分钟。
2. 砂锅中倒入水，放入泡好的乌梅、山楂、陈皮和甘草。
3. 煮开后，小火煮30分钟，最后倒入桂花和冰糖。冰糖化开后，即可关火，晾凉后，过滤即可。

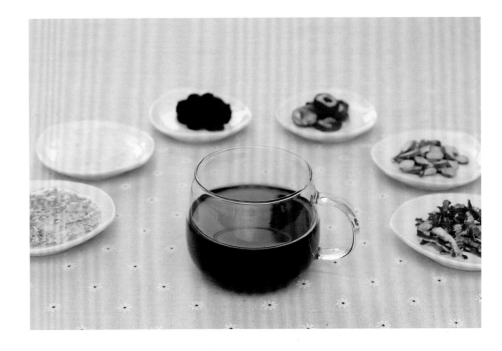

二、黑美人瓜

食材：黑美人瓜50克。

制作步骤：

1. 将黑美人瓜洗净。
2. 去皮后，切成长方形小块。

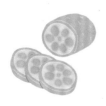

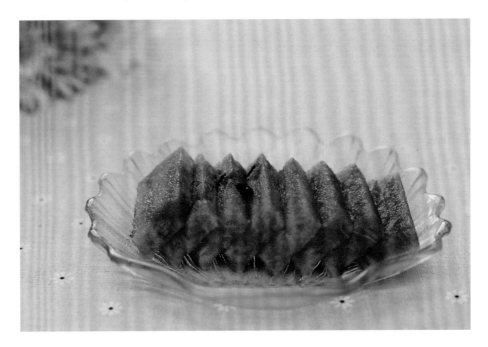

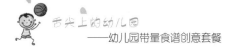
 套餐12：消火凉茶+库尔勒香梨

一、消火凉茶

食材：茉莉花3克、薄荷1克、冰糖适量。

制作步骤：

1. 开水加入茉莉花和薄荷。

2. 大火煮开后，转小火煮15分钟，加入冰糖，煮开，关
   火，晾至温凉即可。

二、库尔勒香梨

食材：库尔勒香梨50克。

制作步骤：

1. 库尔勒香梨洗净，去皮。

2. 切成小块即可。

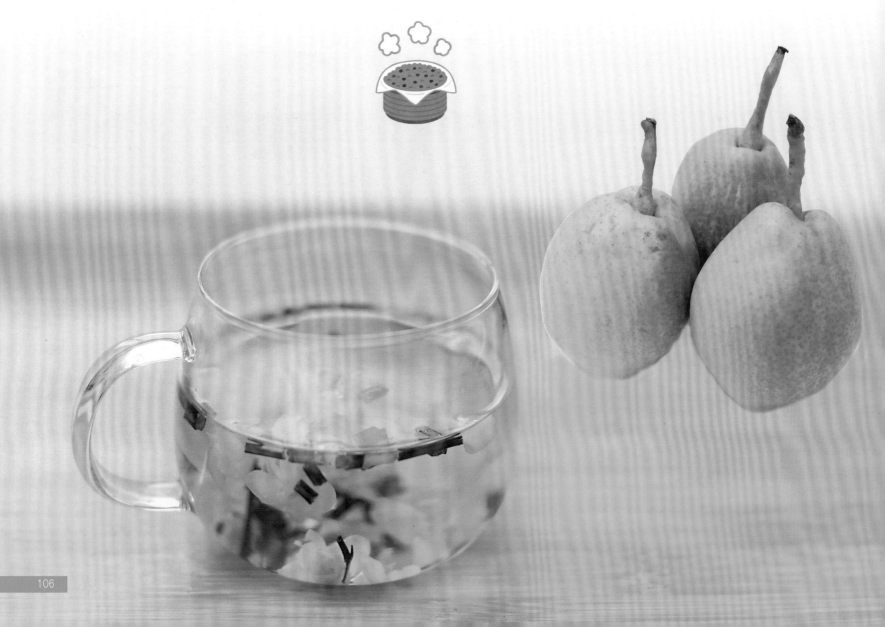

套餐13：冰糖山楂饮+茯苓饼

一、冰糖山楂饮

食材：山楂5克、冰糖2克。

制作步骤：

1. 山楂洗净，去核，切成小块。
2. 山楂块加冰糖，放入锅中，加水，煮沸。
3. 小火再煮10分钟，晾至温热，饮用。

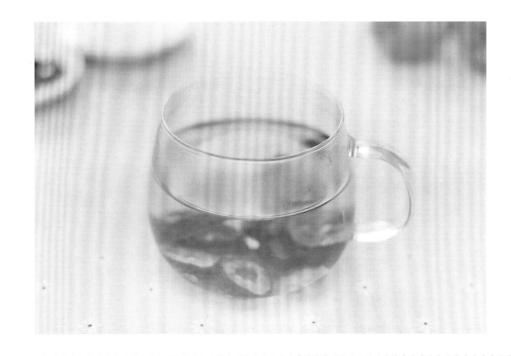

二、茯苓饼

食材：茯苓粉15克、糯米粉10克、豆沙馅10克、白砂糖2克。

制作步骤：

1. 茯苓粉加入糯米粉、白砂糖、适量的水，调成糊状。
2. 用平底锅微火烙成薄饼。取两张薄饼，中间抹一层薄薄的豆沙馅，即可。

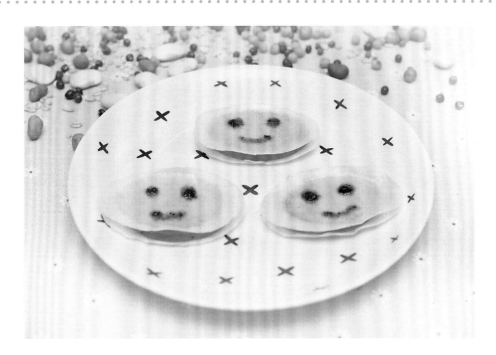

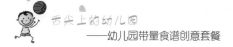

 套餐14：陈皮菊花饮＋火龙果蛋糕卷

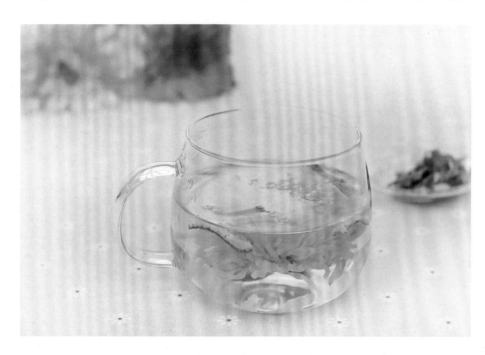

一、陈皮菊花饮

食材：菊花3克、陈皮1克、冰糖适量。

制作步骤：

1. 陈皮和菊花加水，煮开。

2. 小火煮10分钟，加入冰糖即可。

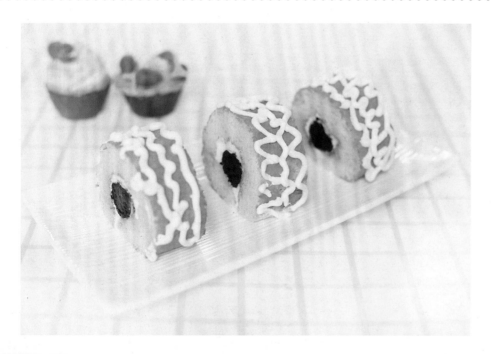

二、火龙果蛋糕卷

食材：低筋面粉30克、红芯火龙果20克、牛奶20毫升、鸡蛋蛋白15毫升、白糖5克。

制作步骤：

1. 红芯火龙果去皮，切丁，备用。

2. 鸡蛋蛋白加白糖，打发，加入筛过的低筋面粉和牛奶，搅拌均匀。

3. 放入预热200℃的烤箱，烤20分钟。

4. 冷却后，加入红芯火龙果丁，卷起来，放置15分钟，切开即可。

套餐15：炒红果+葡萄饼干

一、炒 红 果

食材：山楂50克、白砂糖10克、明油2克、蜂蜜适量。

制作步骤：

1. 将山楂洗净，用筷子从中间穿过去，去蒂、去核。

2. 锅里加水、白砂糖、山楂，一起煮。开锅后，撇去浮沫，小火继续煮。煮至山楂软烂且不碎，汁儿黏稠变红时，加入少量明油，晾凉后，淋上蜂蜜即可。

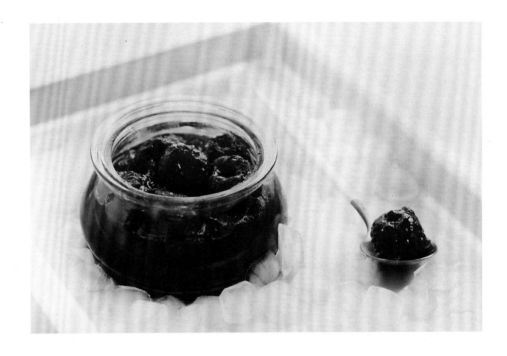

二、葡萄饼干

食材：低筋面粉20克、巧克力粉15克、黄油13克、鸡蛋10克、细砂糖5克、糖粉2克。

制作步骤：

1. 鸡蛋打散，制成蛋液；黄油软化后，加入细砂糖和糖粉，打至黄油顺滑、体积膨大一倍，分3次加入蛋液，搅打成颜色发白的奶油霜状。

2. 筛入低筋面粉和巧克力粉，搅拌均匀，擀成薄片，用模具做出造型，放入预热190℃的烤箱，烤10分钟。

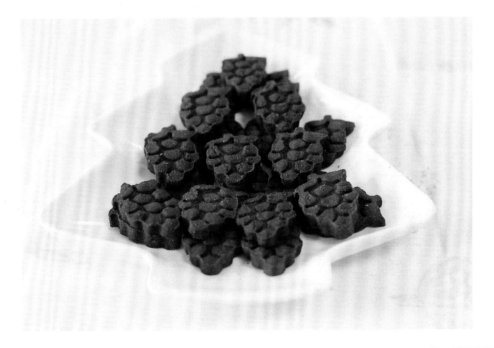

套餐16：百合银耳炖雪梨＋玛格丽特

一、百合银耳炖雪梨

食材： 雪梨40克、鲜百合10克、银耳5克、枸杞和冰糖少量。

制作步骤：

1. 雪梨洗净，去皮，去核，切块；银耳、鲜百合、枸杞分别洗净；银耳泡发，撕成小朵。
2. 把银耳小朵放入锅里，加入清水，大火烧开。
3. 放入洗好的鲜百合、枸杞、冰糖和雪梨块，继续用小火炖至梨块软烂，即可。

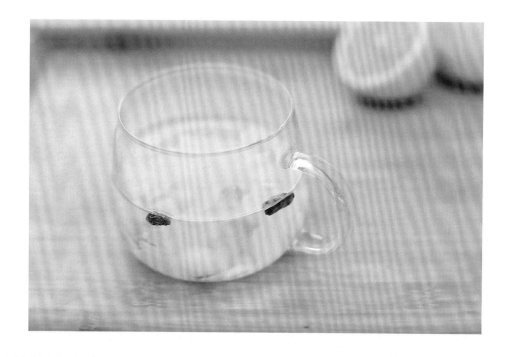

二、玛格丽特

食材： 低筋面粉20克、黄油10克、玉米淀粉10克、细砂糖5克、熟蛋黄1个。

制作步骤：

1. 将黄油软化，加入细砂糖，用打蛋器打发，打至体积稍微膨大、颜色稍变浅、呈蓬松状。
2. 熟蛋黄过筛，呈细末状，放入打发的黄油中，搅拌均匀。
3. 将低筋面粉和玉米淀粉混合，过筛，搅拌均匀。
4. 加水，揉成面团，并用保鲜膜包好，放入冰箱，冷藏1小时。
5. 取出冷藏好的面团，分成若干个小剂子，揉成小球状，用大拇指按扁，饼干面坯会出现自然的裂纹。
6. 将饼干面坯放入预热150℃的烤箱，烤15分钟，即可。

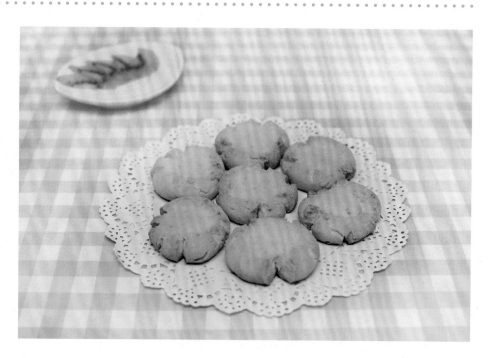

套餐17：甘蔗荸荠玉米汁 + 艾窝窝

一、甘蔗荸荠玉米汁

食材：甘蔗100克、甜玉米粒30克、荸荠15克、蜂蜜3毫升。

制作步骤：

1. 将荸荠、甘蔗去皮、洗净，切成小块，与甜玉米粒一起，加入清水，放入搅拌机，搅碎。
2. 再放入锅中，煮熟，晾至温热后，加入蜂蜜，搅拌均匀，即可。

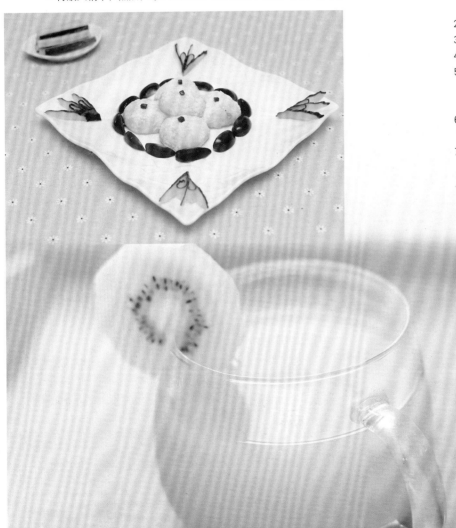

二、艾窝窝

食材：糯米30克、糖桂花15克、椰蓉5克、白糖5克、核桃仁5克、瓜子仁5克、葡萄干3克、冰糖2克、熟芝麻2克、京糕1克、面粉适量。

制作步骤：

1. 事先准备好烤好的核桃仁、瓜子仁、熟芝麻。核桃仁去皮、葡萄干切碎、京糕切小粒，然后混入白糖、冰糖和糖桂花，搅拌均匀，制成果碎，备用。
2. 面粉包上保鲜膜，入蒸锅，蒸15分钟，备用。
3. 面粉在蒸的过程中，受热后会发干、变硬，用擀面杖擀成粉末状。
4. 取少量面粉与果碎混合，搅拌均匀，制成馅料。
5. 糯米提前浸泡4小时以上，控干水分，入蒸锅，蒸15分钟。开盖，倒入开水，边倒开水边搅拌，使糯米充分吸收水分、吃浆。待糯米完全被搅拌成黏稠状，盖上锅盖，继续蒸15分钟。
6. 将蒸好的糯米碾碎，舂制。舂好的米有劲儿、有拉力，吃的时候，口感好。
7. 取适量糯米饭，包入馅料，将边缘捏合在一起，团成圆球状，做成若干个糯米团。让糯米团表面完全粘满蒸熟的面粉，点缀上京糕即可。

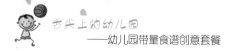
 套餐18：萝卜莲藕蜜+栗羊羹

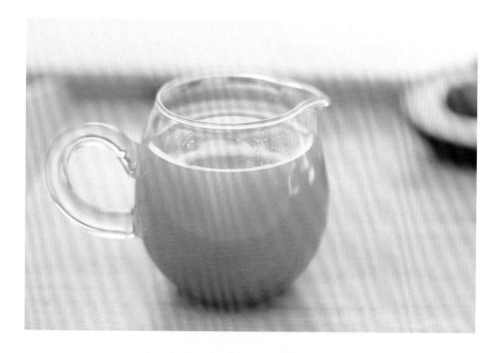

一、萝卜莲藕蜜

食材：胡萝卜30克、白萝卜20克、莲藕10克、蜂蜜适量。

制作步骤：

1. 将胡萝卜、白萝卜和莲藕洗净，去皮，切成小块。
2. 加入少量水，放入搅拌机，搅碎，倒入锅中，煮沸，撇去浮沫。
3. 关火后，滤出汁儿，加入蜂蜜，搅匀。

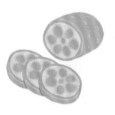

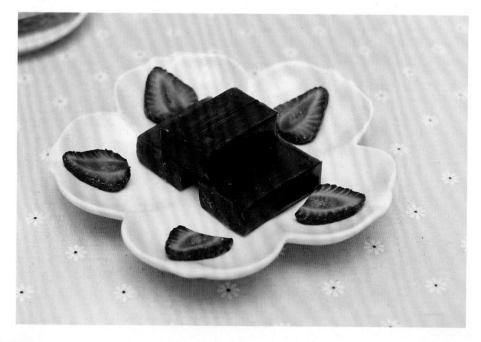

二、栗羊羹

食材：红豆沙30克、琼脂20克、栗子10克、白糖少许。

制作步骤：

1. 取适量琼脂，放入碗中，加水，浸泡3小时；栗子剥皮，蒸熟，碾成栗子蓉。
2. 浸泡好的琼脂液倒入锅中，加热，加入红豆沙、栗子蓉、白糖，羹液倒入保鲜盒中，放入冰箱，冷藏至成形，取出，切块，即可食用。

套餐19：三红汤 + 菊花酥

一、三红汤

食材： 红豆15克、无核红枣10克、花生红
衣5克、红糖适量。

制作步骤：

1. 将红豆浸泡1小时，加水，下锅，煮至8
成熟。
2. 加入无核红枣和花生红衣，煮开后，转小
火，再煮15分钟，加入红糖即可。

二、菊花酥

食材： 大油20克、中筋面粉15克、低筋面筋15克、鸡蛋10克、豆沙10克、
细砂糖10克，酥油和芝麻适量。

制作步骤：

1. 鸡蛋打散，制成蛋液，备用；油皮面团：将中筋面粉和细砂糖过筛。酥
油软化，加入软化的大油（如果没有酥油，可以用其他油代替）。
2. 将油酥搓成屑状，并加入适量清水，揉至出筋，面团表面光滑，用保鲜
袋包好，静置30分钟。
3. 油酥面团：将低筋面粉过筛，加入酥油和豆沙，用手揉匀，静置30分钟。
4. 将松弛后的油皮面团分成18克一个的小剂子，油酥面团分成12克一个
的小剂子。取一个油皮面剂压扁，加入一份油酥面团，包成一个球状，
收口朝上。用擀面杖擀成饼皮，放入一枚馅料，包成圆球形，用擀面杖
擀扁。
5. 用快刀在面坯边缘切小口，再逐条向上翻转，中间抹上蛋液，撒上少许
芝麻点缀，放进预热180℃的烤箱中层，烤25分钟，上色即可。

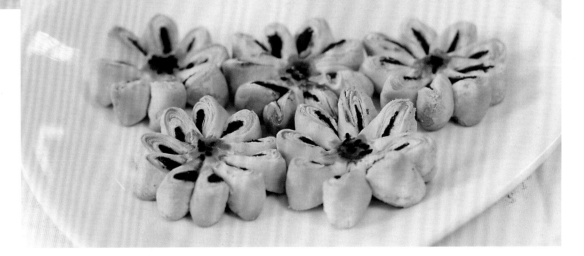

套餐20：红枣枸杞茶＋驴打滚

一、红枣枸杞茶

食材：红枣15克、枸杞3克、冰糖适量。

制作步骤：

1. 红枣洗净，去核。
2. 红枣和枸杞放入锅中，加水煮开，放入冰糖，晾至温热饮用。

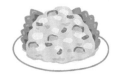

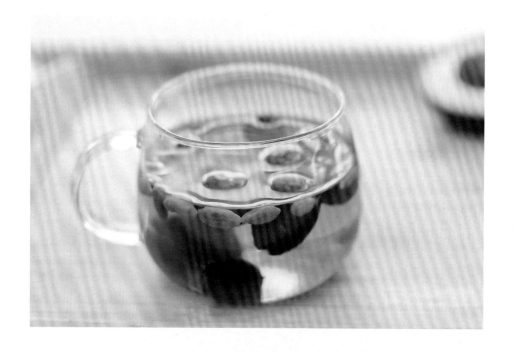

二、驴打滚

食材：糯米粉30克、黄豆面20克、红豆沙10克、油适量。

制作步骤：

1. 糯米粉加入适量温水，揉成面团。
2. 在盘底抹一层油，将面团放在盘中，压平。
3. 面团上蒸锅，蒸20分钟，前5～10分钟用大火，后面改为小火。
4. 黄豆面放入无油、无水的锅中，小火不停地翻炒，至金黄色，晾凉，备用。
5. 将炒好的黄豆面撒在面板上，把蒸好的糯米面放在上面，擀成片。
6. 将红豆沙均匀地抹在上面，从一头卷起，卷成卷儿，卷得紧实一些，以免中间松散，切成小块即可。

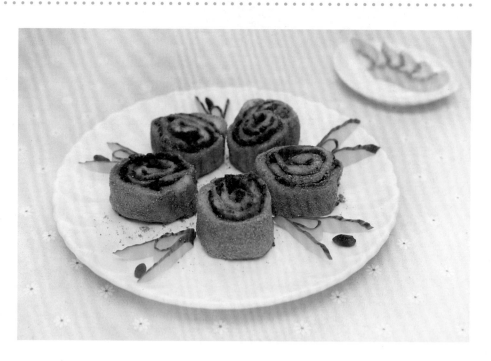

套餐21：蜂蜜柚子茶＋果料蛋糕

一、蜂蜜柚子茶

食材：柚子30克、蜂蜜10克、冰糖5克、盐1勺。

制作步骤：

1. 柚子取皮，洗净，柚子皮切成细丝，放进盐水里，腌1小时，柚子果肉切成小块，备用。
2. 柚子皮再放入清水中，用中火煮10分钟，至变软，去除苦味。
3. 把处理好的柚子皮和切成小块的果肉放入锅中，加一小碗清水和冰糖，用中、小火熬1个小时，熬至黏稠。
4. 晾凉后，加入蜂蜜，搅拌均匀。喝的时候，用温水沏开。

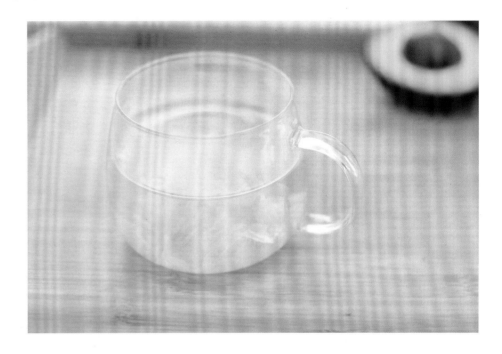

二、果料蛋糕

食材：低筋面粉30克、鸡蛋15克、砂糖10克、黄油10克，葡萄干、葵花子仁、核桃碎少量。

制作步骤：

1. 鸡蛋打散，制成蛋液，加砂糖，打发，分次筛入低筋面粉。
2. 将面糊搅拌均匀，再加入葡萄干、葵花子仁、核桃碎，倒入熔化的黄油，拌匀，倒入烤盘。
3. 将烤盘放进预热180℃的烤箱，烤15～20分钟。

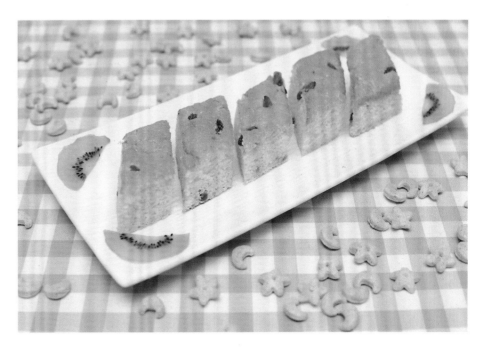

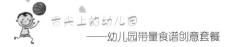 **套餐22：桂花柠檬露＋老婆饼**

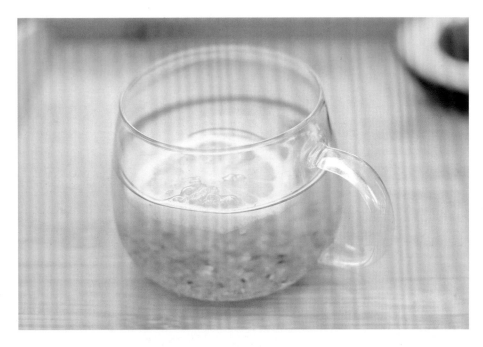

一、桂花柠檬露

食材：桂花10克、鲜柠檬1片、蜂蜜适量。

制作步骤：

1. 鲜柠檬片加入蜂蜜，煮水。
2. 水开后，加入桂花。

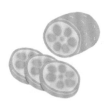

二、老婆饼

食材：面粉30克、大油20克、蛋液15毫升、糯米粉10克，细砂糖、椰蓉少量。

制作步骤：

1. 糯米馅
   (1) 锅中加水，加入细砂糖和大油煮开。
   (2) 转小火，倒入糯米粉，搅匀，关火。
   (3) 倒入椰蓉，拌匀，将做好的馅料放入冰箱，冷藏1小时。
2. 饼皮：将大油裹入面粉中，擀开，反复重叠到多层。
3. 将多层饼皮切成剂子，擀开，呈圆形，包入糯米馅，做成圆饼，表面刷一层蛋液。
4. 在面皮上划两刀，放入预热200℃的烤箱，烤15分钟。

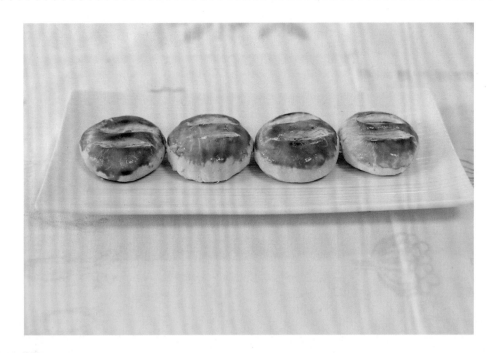

套餐23：金橘龙眼茶＋香葱肉松卷

一、金橘龙眼茶

食材：金橘30克、龙眼5克、冰糖少许。

制作步骤：

1. 将金橘切丁，备用。
2. 锅中加水，煮沸后，加入龙眼，再煮5～10分钟。
3. 再加入金橘丁和冰糖，煮5分钟后即可。

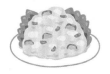

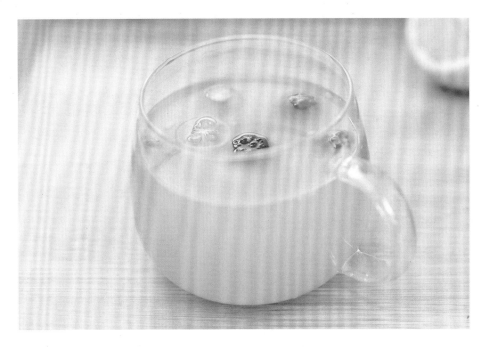

二、香葱肉松卷

食材：低筋面粉30克、牛奶20毫升、鸡蛋15克、砂糖2
克、油、香葱末、黄油、肉松、沙拉酱适量。

制作步骤：

1. 香葱切成末，用油炒香备用。
2. 鸡蛋打散，制成蛋液，备用；蛋液、牛奶和砂糖打发，分次筛入低筋面粉。
3. 将面糊搅拌均匀，倒入熔化的黄油拌匀，再倒入烤盘里，放进预热180℃的烤箱，先烤5分钟定形，取出后，撒上香葱末。
4. 继续烤15分钟，取出，晾凉，反面抹上沙拉酱，卷成蛋糕卷。
5. 两边薄薄地抹上一层沙拉酱，再蘸上肉松，即可。

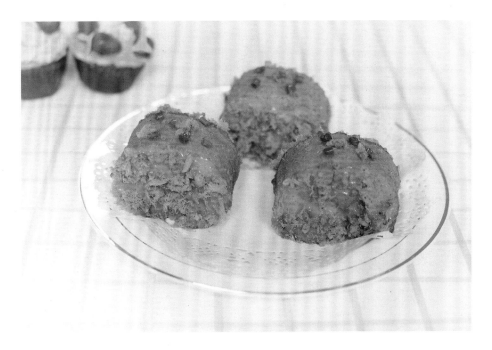

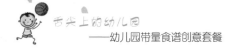

 套餐24：罗汉果茶＋大理石纹蛋糕

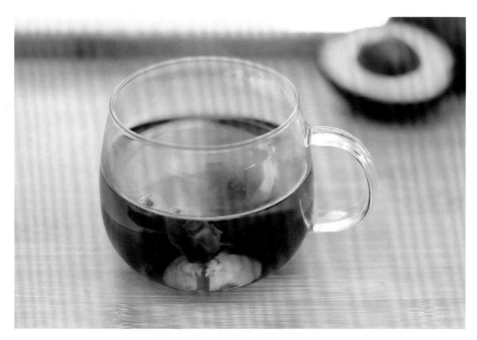

一、罗汉果茶

食材：罗汉果2枚、冰糖少许。

制作步骤：

1. 罗汉果洗净，压碎，放入锅中。
2. 加水，煮熟，加入少许冰糖，过滤掉残渣，即可饮用。

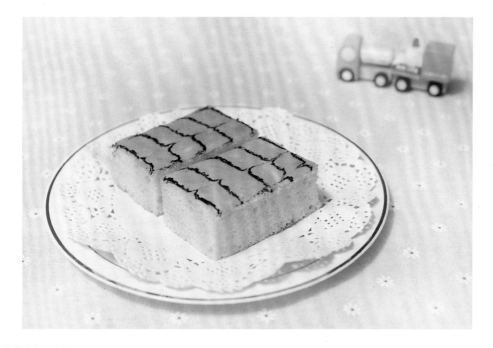

二、大理石纹蛋糕

食材：低筋面粉30克、鸡蛋15克、牛奶10毫升、糖粉5克、巧克力5克，油少量。

制作步骤：

1. 将鸡蛋的蛋黄和蛋清分离，巧克力加热，熔化成汁，备用。
2. 蛋黄中加入一半的糖粉，搅拌均匀。
3. 加入牛奶搅拌均匀，筛入低筋面粉，搅拌均匀，待用。
4. 蛋清打发至渐硬时，放入另一半糖粉，继续打发变硬，做成蛋糕糊。
5. 将搅拌好的蛋糕糊倒入另一半的蛋清中，搅拌均匀。
6. 模具中抹上一点油，将蛋糕糊倒入模具中，震动模具几次，将气泡震出。
7. 巧克力汁均匀地依次倒在蛋糕糊上，用牙签划出形状。
8. 放入预热180℃的烤箱，烤15～20分钟。

图书在版编目（CIP）数据

舌尖上的幼儿园：幼儿园带量食谱创意套餐／毛晓
洁主编.—北京：中国农业出版社，2019.8 （2022.8 重印）
 ISBN 978-7-109-24272-2

Ⅰ．①舌… Ⅱ．①毛… Ⅲ．①学前儿童-营养卫生②
学前儿童-食谱 Ⅳ．①R153.2②TS972.162

中国版本图书馆CIP数据核字（2018）第141007号

中国农业出版社
地址：北京市朝阳区麦子店街18号楼
邮编：100125
责任编辑：张志 孙利平
版式设计：杨 婧
印刷：鸿博昊天科技有限公司
版次：2019年8月第1版
印次：2022年8月北京第2次印刷
发行：新华书店北京发行所
开本：787mm×1092mm 1/12
印张：11
字数：255千字
定价：68.00元